Kanz · Aseptik in der Chirurgie

N1

Aseptik in der Chirurgie

Desinfektion und Sterilisation

Von Prof. Dr. Ewald Kanz
Institut für hygienisch-bakteriologische
Arbeitsverfahren, München

 Mit 29 Abbildungen

Urban & Schwarzenberg · München · Berlin · Wien 1971

Diese Monographie erschien auch als Beitrag in Band V des BREITNER, Chirurgische Operationslehre.

ISBN 3-541-05371-2

Satz und Druck: Kastner & Callwey, München

Printed in Germany   © Urban & Schwarzenberg · München · Berlin · Wien 1971

Zum Geleit

Das vorliegende Buch ist thematisch die Summe dessen, was der Autor im letzten Jahrzehnt an Einzelfragen auf dem Gebiet der Verhütung und Bekämpfung von Krankenhausinfektionen erarbeitet hat.

Am Anfang steht das sog. „Abklatschverfahren" nach KANZ zum qualitativen und quantitativen Nachweis von Mikroorganismen an kontaminierten Oberflächen. Mit Hilfe dieser Methode ist es dem Autor gelungen, die Infektionsquellen und die oft recht verschlungenen Infektionswege im Operationssaal und Krankenzimmer aufzuspüren. Diese Untersuchungen führten zur Erkenntnis, daß die Maßnahmen zur Bekämpfung des Hospitalismus sich nicht auf den eigentlichen Operationstrakt beschränken dürfen, sondern schon im Krankenzimmer einsetzen müssen. Aus der quantitativen Auswertung der Abklatschkulturen ergaben sich wertvolle Hinweise über den Grad der Infektionsgefahr, die von den verschiedenen Klinikbereichen ausgeht und damit auch für die Intensität, mit der die Sanierungsmaßnahmen durchgeführt werden müssen.

Nachdem die Infektionsquellen und -wege erkannt waren, tauchte zwangsläufig das Problem auf, mit welchen Mitteln der Infektionsgefahr auf chirurgischen Abteilungen begegnet werden kann. Die Unterbrechung der Infektionskette ist Aufgabe und Ziel der Desinfektion und Sterilisation. Wertvolle Dienste in der Hospitalismusbekämpfung können auch Maßnahmen leisten, die unter dem Begriff „Sanitation" zusammengefaßt werden und darauf abzielen, den Keimpegel im Krankenhaus möglichst niedrig zu halten.

Zum besseren Verständnis der laufend und konsequent durchzuführenden Verhütungsmaßnahmen hat es der Autor unternommen, in besonderen Kapiteln die Prinzipien und Verfahren der Sanitation, Desinfektion und Sterilisation darzustellen. In den Vordergrund wurden dabei Verfahren gestellt, die sich in der Klinik als durchführbar erwiesen. So entstand in enger Zusammenarbeit mit dem Chirurgen ein auf die besonderen Verhältnisse in der Klinik ausgerichteter Leitfaden für die Desinfektion und Sterilisation, der mehr als nur einen Überblick über die verschiedenen Methoden der Keimabtötung auf physikalischem oder chemischem Wege vermittelt. Zahlreiche Abbildungen, schematische Zeichnungen und Tabellen tragen zur Veranschaulichung des Dargelegten bei.

Wie schon aus dem Titel hervorgeht, wendet sich das Buch in erster Linie an den Chirurgen, allgemein an den operativ tätigen Arzt. Von Nutzen dürfte das Buch auch für den Krankenhausarchitekten sein, der daraus Anregungen für die Planung und hygienische Ausstattung der Klinikräume empfangen kann. Darüber hinaus verdient das Buch auch das Interesse der Krankenhausverwalter und all der Personen, zu deren täglichen Pflichten die Durchführung von Desinfektions- und Sterilisiermaßnahmen gehört.

Möge das Buch das Wissen der Krankenhausärzte um das Hospitalismusproblem zum Wohle der Patienten erweitern und ein nützlicher Wegweiser in das so umfangreich gewordene Gebiet der Verhütung und Bekämpfung von Krankenhausinfektionen sein.

Berlin, den 1. Mai 1971   K. HEICKEN

Vorwort

Es ist längst auch von seiten der operativ tätigen Ärzte anerkannt, daß mit der Sterilisation der Instrumente und Operationswäsche sowie mit sorgfältiger Haut-Desinfektion im Bereich des Operationsfeldes und dem Tragen steriler Kleidung durch die Operierenden eine Per-primam-Heilung nicht ohne weiteres und in allen Fällen garantiert werden kann. Die Hospitalismusproblematik als die Frage der Krankenhaus-infektionen betrifft zwar nicht allein, so doch im wesentlichen die operative Tätigkeit. So komplex ihre Entstehungsursache ist, so komplex und umfassend muß auch die Lösung dieser Problematik sein.

Wenn in meiner ,,Hospitalismusfibel'' der Versuch unternommen wurde, die Proble-matik der Krankenhausinfektionen insbesondere im chirurgischen Bereich zu skizzieren, so werden hier die *praktischen* Möglichkeiten zu deren *Lösung* in ausführlicher Darstellung aufgezeigt.

Alle hier anzuwendenden Möglichkeiten der Keimentfernung bzw. Keimvernichtung, ausgehend von dem *Sanitizing*-Programm mit einer remanenten keimreduzierenden Wirkung, über die *Desinfektion* in ihren Möglichkeiten, Aufgaben und praktischen An-wendungsformen, bis zu den in der Praxis und in der Klinik brauchbaren *Sterilisations*-Verfahren, werden besprochen.

Es wäre der Wunsch des Verfassers, allen Personenkreisen, die mit der Aseptik im medizinischen Bereich konfrontiert werden, eine Hilfe bei der Bewältigung ihrer Aufgaben gegeben zu haben.

München, im Mai 1971   E. KANZ

Inhalt

Vorbemerkungen

Sterilisation, Desinfektion und Hospitalismuskontrolle umreißen im wesentlichen die Aufgaben der Hygiene im Operationssaal. Der Verfasser dieses Beitrags, als Hygieniker zu einem „theoretischen" Fach der Medizin gehörend, ist bestrebt, aus der jahrelang bestehenden engen Zusammenarbeit mit den praktisch tätigen Chirurgen die hier zu behandelnde Problematik nicht zu sehr aus der Sicht des Theoretikers, als vielmehr im Rahmen der den Chirurgen gegebenen Möglichkeiten darzulegen. Daraus ergibt sich von vornherein als Sinn und Ziel dieser Ausführungen, nicht nur die Maße und Größenordnungen hygienischer Forderungen in und um den Operationssaal, sondern auch deren Grenzen aufzeigen zu können und aufzeigen zu müssen.

Wenn *gezielte* Maßnahmen zum Erfolg führen sollen, dann müssen sie treffsicher und konsequent sein. *Maß* und *Ziel* dieser hygienischen Maßnahmen, angefangen von den strikten und klar festgelegten Forderungen der Sterilisation über die *planvollen* und auch wirksamen Desinfektionsformen bis zu den allgemein nur als keimreduzierend zu bezeichnenden, aber im Rahmen des Hospitalismus durchaus wirksamen „Sanitations"-Möglichkeiten sollen das hier aufzuzeichnende Programm skizzieren, aber auch limitieren.

Die *Praktikabilität* all dieser Maßnahmen von der Sicht der Chirurgen aus soll Ausgangspunkt, Richtschnur und gleichzeitig auch Begrenzung für das hier Empfohlene sein. Kernpunkt soll sein, der Chirurgie die hygienischen und vor allem praktikablen Empfehlungen an die Hand zu geben, die eine bestmögliche per-primam-Heilungsquote in Aussicht stellen.

„Die Hospitalismusbekämpfung beginnt auf Station".

Ebensogut könnte man sagen: „*Die Maßnahmen zur Infektionsverhütung im Operationssaal beginnen auf Station*".

Es ist ein Irrtum, wenn man glaubt, durch Beschränkung der hygienischen Maßnahmen auf den Operationssaal (OP) selbst (Abb. 1 = Lösung I) alles Erforderliche getan zu haben, um Sekundärheilungen zu vermeiden. Diese bisweilen noch anzutreffende alte Methode zur Lösung des Desinfektionsproblems ist durch den Prozentsatz der mit Sicherheit im OP akquirierten Wundinfektionen heute als Lösung des Problems nicht mehr ausreichend. WILLIAMS et al. [1] geben einen Überblick der innerhalb von 10 Jahren ermittelten Infektionsraten, wobei die Zahlen zwischen 7% und 29% liegen. In den meisten Fällen handelte es sich um Staphylococcus aureus, zum Teil allein, zum Teil in Mischinfektionen. Daß dabei die Autoinfektion vom Patienten als Keimträger nur eine sekundäre Bedeutung hat und die „cross-infection" die dominierende Rolle spielt, konnte nach GRÜN [2] durch die exakte Typendifferenzierung der Staphylokokken auf dem Weg der Phagen-Lysotypie nachgewiesen werden, wonach z. B. bei 30 Eiterungen nur in 14 Fällen der Eiterstamm mit dem Patientenstamm übereinstimmte. Auch der Erfolg, den BLOWERS [3] durch hygienische Maßnahmen im OP, insbesondere durch straffe Disziplin und richtige Belüftung, in Form einer Senkung der Infektionshäufigkeit von 10% auf 2% erreichen konnte, stellt die Möglichkeit einer Selbstinfektion, die in den Anfängen der „Hospitalismus-Ära" irrtümlicherweise überbetont worden war, eindeutig in den Hintergrund.

Eine Infektion von *anderer* Seite, das heißt nicht vom Patienten selbst, sondern in diesem Fall von außen kommend, also praktisch immer eine cross-infection darstellend, ist also in der Regel zumindest überall da, wo es sich um Sekundärheilungen handelt, die durch Hospitalkeime ausgelöst werden. Denn für diese Keimarten gilt der Satz: „Ohne Infektionsquelle kein Infektionsweg".

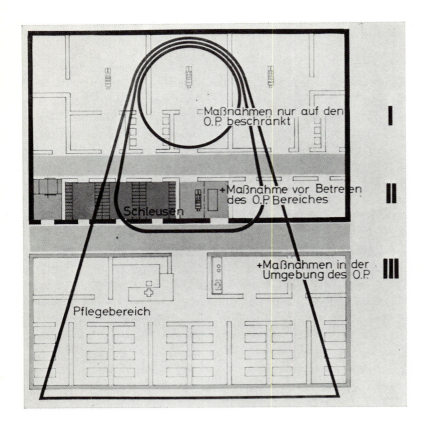

Abb. 1. Bereiche für Maß-nahmen zur Infektions-verhütung im Opera-tionssaal.

Eine *Ausnahme* davon bilden die *pathogenen anaeroben Sporenbildner* (Clostridien), die im Bereich der Chirurgie als die Erreger von Tetanus und Gasbrand interessieren.

Die Herkunft dieser anaeroben Sporenbazillen sowie ihre Entstehungsorte sind unbekannt. Die Tatsache, daß praktisch in allen Staub- und Schmutzablagerungen mit diesen Keimarten gerechnet werden muß, und auf der anderen Seite die Voraussetzung anaerober Verhältnisse für das Auskeimen dieser Bazillensporen im Organismus haben zur Lösung des Problems durch eine obligatorische Sterili-sation all der Gerätschaften, Substanzen und Lösungen geführt, die in irgendeiner Weise mit der Blut-bahn in Kontakt kommen. Nach den Literaturberichten muß in Friedenszeiten jede 5. Gasbrand-infektion auf eine artifizielle Keimverschleppung zurückgeführt werden. Dabei konnten fast alle „iatrogenen" Gasbrandfälle auf *Injektionen zurückgeführt werden*.

Auf der *sterilen Vorbereitung und Durchführung* von Injektionen jeder Art, sowohl die dabei verwendeten Gerätschaften wie die zu injizierende Lösung betreffend, liegt der *Schwerpunkt* der Gasbrandbekämpfung. Auf Einzelheiten wird im Kapitel „Sterilisation" eingegangen werden. Die Problematik dieser Frage, die sich vom Hausbesuch bis in den Operationssaal erstreckt, ist, was die sterile Vorbedingung betrifft, mit absoluter Sicherheit zu lösen, wenn die entsprechenden Bedingungen der Sterilität richtig eingehalten werden.

Die in Abbildung 1 als Lösung I eingezeichnete Beschränkung der aseptischen und antiseptischen Maßnahmen auf den Operationssaal selbst wird zwar eine Infektion durch die genannten Anaerobier ausschließen, aber mit Sicherheit nicht eine ausreichende Ver-hinderung der Hospitalinfektionen durch die als Hospitalkeime fungierenden Erreger

Staph. aureus, Klebsiella aerobacter, Pseudomonas pyocyanea, um nur die wichtigsten hier zu nennen, erreichen. Die beste Asepsis in der unmittelbaren Umgebung des OP-Tisches kann es nicht verhindern, daß z. B. Staphylokokken, die mit den Händen, der Kleidung von nicht operierendem Personal oder auch durch irgendwelche anderen Gegenstände, z. B. Patientenbetten, in den OP eingebracht werden, in die OP-Raumluft aufgewirbelt werden und so auf aerogenem Weg das sterile Operationsfeld und den Instrumententisch erreichen können. Es ist deshalb unbedingt erforderlich, *alles*, was den OP betritt, auch von diesen Keimen restlos zu befreien. Das heißt, es müssen Personen jeder Funktion, ob Operierende oder Hilfspersonal oder Gäste, durch konsequente Benutzung einer *Personenschleuse* von jeder auch nur potentiellen Keimbehaftung befreit werden.

Die zweitwichtigste Aufgabe ist, die Einschleppung von Keimen durch *Patientenbetten* aus der Station zu unterbinden. Die sehr hohen Staphylokokkenzahlen (auch Klebsiellen und Pyozyaneus), die wir bei Abklatschuntersuchungen von Patientenbetten gefunden haben [4], sind für die hygienische Gefährlichkeit von Patientenbetten hinreichend Beweis, um ein Befahren des Operationstraktes mit solchen Betten unter allen Umständen auszuschalten. Die Lösung dieser Frage in Form der *Patienten-* oder *Bettenschleuse* habe ich in meiner Hospitalismusfibel [4] eingehend dargelegt.

Die dritte Konsequenz für eine erfolgreiche aseptische Abschirmung des gesamten *OP-Traktes* ist eine geeignete Form von Desinfektion für *alle* Gerätschaften, die in den OP gebracht werden sollen. Die verschiedenartigen Utensilien wie Sauerstoff- oder Gasflaschen, Untersuchungsgeräte, Medikamente, technische Gerätschaften usw., die in ihrer Keimverschleppungsfunktion meist unterschätzt werden und die man deshalb als *latente* Infektionswege bezeichnen könnte, müssen im infektionstechnischen Sinn in den OP-Trakt eingeschleust werden, d. h. vor Betreten des OP einer geeigneten Desinfektion unterzogen werden. In großen Kliniken wird man hierzu eine eigene *Geräteschleuse* vorsehen, durch die alle diese Gerätschaften in den OP gelangen und hierbei desinfiziert werden. Bei kleineren und auch an mittleren Krankenhäusern wird eine eigene *bauliche* Abtrennung einer solchen Geräteschleuse nicht erforderlich sein, da hier das funktionelle Einschleusen der Gerätschaften auch im Rahmen der Patientenschleuse möglich sein wird.

Diese hier geschilderte erweiterte Abschirmungsform des *gesamten OP-Traktes* ist in Abbildung 1 unter Lösung II eingezeichnet. Diese Lösung wird auch heute von Krankenhausarchitekten als Standardkonzeption anerkannt und bei der Planung von Neubauten in der Regel auch berücksichtigt.

Damit sind auch die wichtigsten baulichen Maßnahmen genannt, die von hygienischer Seite für die Gestaltung von Operationsabteilungen empfohlen werden müssen.

Bauliche Maßnahmen können jedoch nur eine Hilfe, allerdings eine sehr wertvolle Hilfe sein für die optimale Durchführung der organisatorischen Maßnahmen. Sie können also die Durchführung der Asepsis wesentlich erleichtern, sie können sie aber nicht bedingen. Der Schwerpunkt liegt ohne Zweifel auf den organisatorischen Maßnahmen, die allein für den Grad der Asepsis im OP ausschlaggebend sind. Es ist deshalb auch nicht richtig, daß in einem älteren Hospital mangels moderner Krankenhausbauprinzipien den Hospitalinfektionen zwangsläufig Tür und Tor geöffnet wären. Die organisatorischen Maßnahmen müssen hier nur *bewußter* und im allgemeinen auch wesentlich intensiver durchgeführt werden als in einem modernen Krankenhausbau, in dem der organisatorische Ablauf antiseptischer und aseptischer Maßnahmen nahezu zwangsläufig geschehen wird.

Im wesentlichen nur durch *organisatorische Maßnahmen*, die allerdings auch durch bauliche Hilfen hinsichtlich ihres zwangsläufigen Ablaufes gestützt werden können, ist die auf Abbildung 1 eingezeichnete Lösung III zu erreichen, die nach dem derzeitigen Stand der Kenntnisse über das Hospitalismusgeschehen wohl die beste und sicherste Form zur Abschirmung des Operationssaales darstellt. Die Skizze bringt schließlich nichts anderes zum Ausdruck als den Satz: „Die Maßnahmen zur Infektionsverhütung im Operationssaal beginnen auf der Station."

Wenn es gelingt, durch energische laufende antiseptische Maßnahmen den Keimpegel bereits an der Türe des Patientenzimmers, das die Infektionsquelle beherbergt, möglichst tief zu drücken, dann dürfte es in der Regel durch die routinemäßigen weiteren Maßnahmen, die auf dem Weg vom Patientenzimmer bis in den OP üblicherweise praktiziert werden, mit um so größerer Wahrscheinlichkeit gelingen, ein Eindringen von Infektionskeimen in den OP-Saal selbst zu verhindern.

Einsatz hygienischer Maßnahmen

Gefährlichkeitsgrad verschiedener Klinikbereiche

Was den Gefährlichkeitsgrad der verschiedenen Klinikbereiche als mögliche Ausgangspunkte von Keimverschleppungen betrifft, so sind diese in Tabelle 1 in entsprechender Reihenfolge aufgezeigt.

1. **Septische Station.** Diese Station enthält auf jeden Fall aktive Infektionsquellen, die durch entsprechende Maßnahmen von den übrigen, insbesondere aseptischen Bereichen abgegrenzt werden müssen.
2. **Langzeitbeatmung** innerhalb der Intensivpflege. Diese Station nimmt insofern eine Sonderstellung ein, als die Tracheotomierten nach einer, spätestens zwei Wochen im Bereich des Tracheostomas eine massive, in der Regel gramnegative Mischflora aufweisen, trotz gezielter Antibiotikatherapie infektiös bleiben und somit hygienisch eine *Infektionsquelle erster Ordnung* darstellen. Die Abschirmung dieser Einheit von dem übrigen aseptischen Bereich ist ganz besonders wichtig.
3. **Die operative Station** ist zwar a priori aseptisch, zeigt aber erfahrungsgemäß sehr hohe Kontaminationsgrade im Bereich der verschiedenen Gegenstände (insbesondere Staphylokokken), die manchmal sogar um eine Zehnerpotenz höher liegen als auf septischen Stationen. Die Erklärung hierfür kann nur sein, daß die auf der septischen Station als selbstverständlich praktizierte Antiseptik hier für überflüssig gehalten wird.
4. **Verband- und chirurgische Behandlungsräume.** Hier, wo sehr häufig *kleine* septische Wundchirurgie getrieben wird, wird die erforderliche Antisepsis sehr oft unterschätzt.
5. **Der septische Operationssaal.** Unsere zahlreichen Untersuchungen erbrachten hier regelmäßig sehr geringe Keimausbeute, sicher als Folge einer *bewußt* und energisch durchgeführten Antisepsis.
6. **Röntgenabteilungen.** Durch den gemischten Durchgang von ambulanten und stationären Patienten *kann* es hier zeitweise zu massiven Keimausbreitungen kommen. Besonders zu beachten sind hier fahrbare Röntgenapparate, die in verschiedene Patientenzimmer und manchmal auch in den OP gefahren werden.

Tabelle 1. Gefährlichkeitsgrade der verschiedenen Klinikbereiche als mögliche Ausgangspunkte von Keim-verschleppungen.

Stationen	Operationsräume
1. Septische Station enthält sicher aktive Infektionsquellen (besonders für Staphylokokken)	
2. Langzeitbeatmung (Intensivpflege) Infektionsquelle erster Ordnung besonders für gramnegative Keime: Klebsiella, Ps. pyo, Proteus, Coli	
3. Operative Station („aseptisch") nach Erfahrung sehr hohe Staphylokokken-zahlen wegen mangelnder Antisepsis	
	4. Verbandraum / Chir. Behandlungsraum z. T. kleine septische Wundchirurgie
	5. Septischer Operationssaal in der Regel sehr keimarm, da *bewußte* Anti- und Asepsis
6. Röntgenabteilungen durch Mischung von ambulanten und statio-nären Patienten (besonders fahrbare Röntgen-apparate)	
	7. Aseptischer Operationstrakt **Aseptischer Operationssaal**
8. Organtransplantationspflegeeinheit = höchstaseptische Pflegeeinheit	

(Sonderstellung — betrifft Punkte 1–3)

7. **Der aseptische Operationstrakt.** Dieser hygienisch „sauberste" Ort eines Krankenhaus-bereichs erfährt in Richtung Operationssaal selbst noch eine weitere Sicherung hinsicht-lich der Abschirmung in Form präoperativer Händedesinfektion und autoklavierter Überkleidung. Die hier dominierende Asepsis muß durch laufende antiseptische Maß-nahmen gesichert werden.

8. **Organtransplantations-Pflegeeinheit.** Diese höchst aseptische Pflegeeinheit kann durch ausschließliche Verwendung des Personals in diesem Bereich im Sinne einer „*Non-*

Infektion" sowie durch Vorschalten eines geeigneten Vorraumes, der die Funktion der *Geräteschleuse* übernimmt, sowie durch konsequentes Umkleiden in einer *Personenschleuse* gegen jede Infektion von außen abgesichert werden. Zu einer der wichtigsten Maßnahmen gehört hier eine laufende Händedesinfektion bereits beim Betreten des Vorraums und entsprechend dem Betreten des OP durch die Schleuse hier vor Betreten des Patientenzimmers.

Die Maßnahmen zur Asepsis in der Chirurgie lassen sich entsprechend der schematischen Darstellung in Abbildung 1 prinzipiell in drei Gruppen aufteilen:
1. Maßnahmen in der *Umgebung* des OP
2. Maßnahmen *beim Betreten* des OP-Traktes
3. Maßnahmen *innerhalb* des OP-Traktes selbst.

Maßnahmen in der Umgebung des OP

Wir wissen heute aufgrund umfangreicher eigener Untersuchungen [4] und fremder Literatur [1, 2, 5, 6 und 7], daß neben bekannten Hauptstraßen der Keimverbreitung weniger suspekte Nebenstraßen unterschieden werden müssen. Wir wissen aber auch, daß es eine Reihe latenter Wege gibt, an die man normalerweise gar nicht denkt, die aber gegebenenfalls die bestgemeinten Bemühungen um eine Asepsis im OP-Saal zu Fall bringen können.

Zwei wesentliche Gesichtspunkte sind es, die für den Erfolg der Maßnahmen gerade in der Umgebung des OP-Saales von entscheidender Bedeutung sind:

1. Die Maßnahmen müssen *gezielt*, aber auch konsequent und mit entsprechender Durchschlagskraft durchgeführt werden. Dadurch wird nicht nur vermieden, daß durch Anwendung am falschen Platz unnötige Kraft vergeudet wird, sondern auch gleichzeitig erreicht, daß unnötige Kosten eingespart werden. Dabei ist zu beachten, daß Staphylokokken an Gegenstände angetrocknet Tage und Wochen am Leben bleiben können, während die gramnegativen Stäbchen, wie E. coli, Ps. pyocyanea, auch Klebsiellen und Proteus, eine Antrocknung nicht lange überleben, dafür aber an Feuchtstellen, d. h. überall dort, wo Wasser stagniert, nicht nur am Leben bleiben, sondern sich vermehren können. Wir sprechen in letzterem Fall auch von „Naß"- oder „Pfützenkeimen".

2. Der zweite wesentliche Gesichtspunkt, dem gerade in der Umgebung des Operationssaales die entscheidende Bedeutung zukommt, ist das *laufende* Abschneiden der Infektionswege durch geeignete Desinfektionsmaßnahmen, das ebenso kontinuierlich erfolgen muß wie die Keime aus der Infektionsquelle (Patient) laufend sezerniert werden. Es ist wenig damit gedient, wenn man in mehr oder weniger langen Intervallen durch eine Raumdesinfektion in Form einer Formalinverdampfung versucht, des Problems Herr zu werden. Vernünftiger und wirksamer und auch konsequenter ist es, durch laufende Antisepsis und Asepsis eine weitere Verbreitung der Keime von der Infektionsquelle aus zu verhindern. Der Schwerpunkt liegt hier auf dem Wort *laufend*, da es nur dadurch möglich ist, den Keimpegel bereits an der Tür des Patientenzimmers so tief zu drücken, daß eine Weiterverschleppung in den OP bei den routinemäßigen Antiseptik- und Aseptikmaßnahmen, wie sie vor allem beim Betreten des OP durchgeführt werden müssen, nicht mehr zu befürchten ist.

Das Problem ist also nicht nur qualitativ zu sehen, d. h. in der Frage, *ob* Infektions-erreger verschleppt werden, sondern es spielen auch die *Größenordnungen*, in denen die Keime verschleppt werden, eine wesentliche Rolle insofern, als von stark kontaminierten Keimträgern (Hände, Kleidung, Gegenstände) eine viel größere Zahl neuer Infektionswege ausgeht, als dies bei schwach kontaminierten Keimträgern der Fall ist. Es ist nicht Sinn dieses Beitrags und würde auch zu weit führen, die hier geeigneten Maßnahmen im einzel-nen erläutern zu wollen. Ich verweise hierzu auf meine vor kurzem erschienene Darstel-lung [8], in der ich die wichtigsten Maßnahmen in der Umgebung des Operationssaales in sieben Punkten zusammengefaßt habe:

1. Maßnahmen im *Krankenzimmer* selbst.
2. Hygienische Gesichtspunkte bei der *Visite* unter besonderer Berücksichtigung der Patientenhand als Infektionsquelle.

Einen Begriff von dem bakteriellen Kontaminationsgrad einer Patientenhand gibt Ab-bildung 2. Die hier gefundene Keimausbeute, wobei auch reichlich pathogene Staphylo-kokken und gramnegative Keime enthalten waren, stellt keinen Einzelfall dar, sondern konnte in dieser Größenordnung bei Patienten der verschiedensten Kliniken festgestellt werden.

3. Die Frage der *Bettendesinfektion.*
4. Möglichkeiten und Grenzen der *Luftentkeimung* auf Station.
5. *Flurdesinfektion* oder nur *Reinigung?*
6. Der Transportwagen.
7. Das Personal.

Die Maßnahmen in der Umgebung des Operationssaales sind ausschließlich aseptischer Art und werden als die verschiedenen Arten und Formen der *Desinfektion gezielt* und *laufend* anzuwenden sein. Die Desinfektion in der noch zu erörternden Konsequenz wird überall dort anzuwenden sein, wo Stationsbereiche aktive Infektionsquellen beherbergen. In den übrigen Stationen und weiteren Krankenhausbereichen ist eine Reinigung allein nicht ausreichend, sondern sollte auf jeden Fall unter Hinzuziehung des *Sanitizing*-Effekts eine laufende und hochgradige Keimreduktion beinhalten.

Das Wort Sanitizing (siehe später), für das es keine passende deutsche Übersetzung gibt, heißt soviel wie die Keimzahl auf eine gefahrlose Höhe zu verringern. Das Entscheidende dabei ist der *tägliche* Gebrauch am besten in gleichzeitiger Verbindung mit den Reinigungsmaßnahmen.

Maßnahmen beim Betreten des Operationstraktes

Wenn durch die entsprechenden Maßnahmen in der Umgebung des Operationstraktes bereits ein starkes Keimgefälle erreicht worden ist, dann müßte es auch durch die nun zu schildernden Maßnahmen *beim Betreten* des Operationstraktes sowie *innerhalb* dieses selbst gelingen, jegliches Eindringen von pathogenen Keimen zu vermeiden und dadurch einen entsprechenden Rückgang der Sekundärheilungen zu erreichen. Manchmal gelingt es, bei laufender Überwachung und bakteriologischer Kontrolle diesen Idealzustand zu erreichen. In der Regel aber sind immer noch Keimeinschleppungswege, wenn auch nur latente Wege, in den OP vorhanden, und manchmal findet man sogar noch erschreckend hohe Werte von pathogenen Keimen, insbesondere von Staphylokokken, innerhalb des Operationssaales. Dies besagt, daß entweder die Maßnahmen nicht ernst genug genommen worden sind oder daß durch häufigen Wechsel des Personals zum Teil noch Unkenntnis über deren Notwendigkeit und Durchführung besteht.

Die Maßnahmen beim Betreten des OP sind nichts anderes als die *funktionell* richtige Abwicklung des Schleusenprinzips. Dieses Einschleusen von allem, was den OP-Trakt betritt (Personal, Patienten, Geräte), wird natürlich wesentlich erleichtert, wenn durch entsprechende bauliche Anordnung die funktionelle Abwicklung des Einschleusungsvorganges weitgehend zwangsläufig erfolgt. In älteren Häusern, in welchen solche baulichen Vorbedingungen fehlen, lohnt sich wirklich im Interesse einer möglichst hohen Prozentzahl von Primärheilungen dieser Einbau von Schleusen auf jeden Fall. Oft genügen relativ geringe bauliche Änderungen, die dem Chirurgen die Voraussetzungen schaffen, die er zur Sicherung der Asepsis nun einmal braucht. Wenn zu verlangen ist, daß *alles*, was den OP betritt, dem Schleusenprinzip unterworfen werden muß, so gilt das in seiner funktionellen Abwicklung *ausnahmslos*.

Daß diese Forderungen nicht übertrieben sind und daß bei allem, was von Station kommt, unter Umständen mit einer sehr hohen bakteriellen Kontamination gerechnet werden *muß*, zeigt Abbildung 2. Die Abbildung gibt die bei einer Untersuchung gefundenen pathogenen Staphylokokken- und Ps. pyocyanea-Werte wieder, wobei zu erkennen ist, wie von der Infektionsquelle Patient aus dessen Leibwäsche, aber auch die gesamte Bettwäsche und sogar der Holzgriff über dem Bett stark kontaminiert wurden. Das Bild zeigt weiter, in welchen Größenordnungen das Pflegepersonal zum *Infektions-*

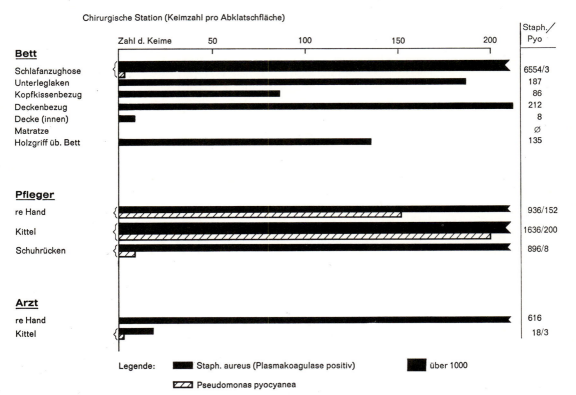

Abb. 2. Zahlenmäßige Wiedergabe von Abklatschergebnissen (pathogenen Staphylokokken und Pseudomonas pyocyanea) im Bereich der Patienten-Leib- und Bettwäsche, beim Pflegepersonal und beim Stationsarzt.

weg werden kann, wobei die *Hand* (936 Staph. und 152 Pyoc.) sowie vor allen Dingen der *weiße Kittel* (1636 Staph. und 200 Pyoc.) und schließlich auch der *Schuhrücken* (896 Staph. und 8 Pyoc.) die Hauptrolle spielten. Auch die Hand des *Arztes* zeigte, obwohl er den Patienten schon 1 Stunde nicht mehr gesehen hatte, 616 Staphylokokken. Wenn auch die hier gezeigten Größenordnungen pathogener Keime nicht die Regel sein werden, so muß doch mit einer mehr oder weniger massiven Infektion des *Personals* und der von hier aus weiter infizierten verschiedenen *Geräte* und auch des *Patientenbettes* gerechnet werden.

Wie die Dinge in der Praxis aussehen, vermittelt ein nochmaliger Blick auf Abbildung 1, in der innerhalb der Lösung I die heute vereinzelt noch anzutreffende, nur auf den Operationssaal selbst beschränkte Abschirmung praktiziert wird. In diesem Fall würden Arzt und Pfleger und sehr häufig auch das Patientenbett, von Station kommend, undesinfiziert bis vor die Tür des Operationssaales gelangen. Wenn man dann mit häufig hochkontaminierten Klinikschuhen nur in sterile oder desinfizierte Gummischuhe einsteigt, dann löst dies das Problem nicht, sondern die an den Klinikschuhen haftenden Keime werden durch die Überschuhe abgerieben und beim Gehen mittels eines Blasbalgeffektes in die Luft gewirbelt. Ähnlich ist die Situation, wenn die auf Station getragenen weißen Hosen bei Ärzten und Pflegern im OP nicht gegen eigene Operationskleidung ausgewechselt werden.

Die Keime werden von den infizierten Kleidungsstücken, den Händen oder von kontaminierten Geräten in der Regel mechanisch abgelöst und in die Luft gewirbelt und gelangen dann schließlich auf aerogenem Weg in das aseptische Operationsfeld oder auf die sterilen Instrumente. Hier kann eine noch so sorgfältige Sterilisation nichts retten, da sie diesen ganz anderen Infektionsweg gar nicht erfassen *kann*. Hier hilft nur konsequentes Schleusenprinzip für *alle* Personen, für das Patientenbett und schließlich auch für die Geräte.

Personenschleuse

Für die Einschleusung von Personen darf es keine Ausnahme geben, so daß ebenso Gäste wie auch nur kurzfristig den OP betretendes Personal und ebenso auch technische Kräfte sich dieser Einschleusung unterziehen müssen. Die Einschleusung kann und darf auch dann nicht umgangen werden, wenn im Sinne einer Non-Infektion das Personal exklusiv im OP eingesetzt wird, eine sehr zweckmäßige Maßnahme, die aber wohl nur in großen Kliniken möglich sein dürfte, in mittleren und kleinen Krankenhäusern aber meist undurchführbar bleibt.

Im wesentlichen sind es hier zwei Dinge, auf die es ankommt: die Hand und die Kleidung.

Hände

Die Hand ist sowohl auf Station wie beim Betreten des OP der wichtigste Infektionsweg und muß deshalb hinsichtlich ihrer Überträgerfunktion als erste ausgeschaltet werden.

Abbildung 3 zeigt, wie das Abklatschergebnis einer Hand beim Personal aussehen kann. Der hier ersichtliche Kolonienrasen stellt nahezu eine Reinkultur von Staphylokokken dar. Mit einer anderen Keimnachweismethode, nämlich durch Auskneten der Fingerbeeren einer Hand in 10 ml Bouillon, konnten wir bei einem eben von Visite kommenden Chirurgen nach Betreten des Operationstraktes (ohne Schleuse) 10 000 Staphylokokken allein an den Fingerbeeren der rechten Hand nachweisen.

Die Händedesinfektion muß deshalb schon *vor* Betreten der Schleuse erfolgen und muß gleichzeitig aber auch schnell und doch wirksam verlaufen. Wir empfehlen deshalb

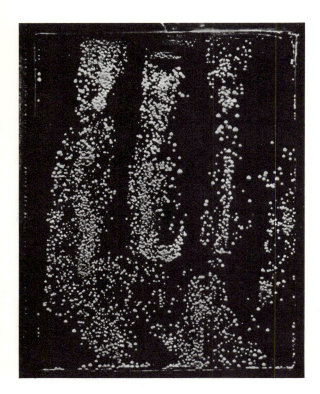

Abb. 3. Abklatsch der Handinnenfläche eines Pflegers: massive Staphylokokken-infektion.

eine *Schnelldesinfektion* der Hände unter Verwendung von *Wandspendern*, die am Eingang zur Schleuse angebracht sind. Man wird sich hier *chirurgischer Händedesinfektionsmittel* bedienen, wobei jedoch für diesen Fall, nämlich beim Betreten der Schleuse, sowohl geringere Mengen als auch geringere Einwirkungszeiten ausreichend sind. In der Regel wird bei einer einmaligen Betätigung der Wandspender 1 ml abgegeben, der pro Handfläche eingerieben unter Verwendung alkoholhaltiger Desinfektionsmittel die an der Hand haftenden Staphylokokken oder auch andere Keimarten in einer Größenordnung vermindert, die zumindest ein Betreten der Schleuse erlaubt.

Da bei der daran anschließenden Umkleidung wiederum eine partielle Reinfektion der Hände durch infizierte Klinikkleidung möglich ist, muß *vor Verlassen* der Schleuse noch durch eine zweite Händedesinfektion aus einem innerhalb der Schleuse angebrachten weiteren Wandspender für eine Vernichtung der restlichen anhaftenden Keime gesorgt werden. Das Zeitintervall, das von dem ersten Aufbringen des Desinfektionsmittels über das Umkleiden bis zum zweiten Desinfizieren verstreicht, kommt dem Abtötungsgrad der Keime entgegen. Für die Praxis entscheidend dürfte sein, daß für den Chirurgen und das Personal diese Art von fraktionierter Schnelldesinfektion keinen Zeitverlust oder Aufenthalt bedeutet, da bereits nach dem ersten Verteilen des alkoholhaltigen Desinfizienz auf der Hand die Schleuse betreten und das Umkleiden begonnen werden kann.

Eine Waschung mit warmem Wasser und Seife ist in diesem Falle nicht erforderlich und kann bestenfalls innerhalb des OP-Traktes dieser zweifachen Desinfektion angeschlossen werden.

In der Regel wird man bei gefühlsmäßig „sauberen" Händen mit 1 ml pro Handfläche auskommen. Nur wenn eine vorherige Visite bei Fällen, die als aktive Infektionsquelle fungieren, nicht vermeidbar war, wird zu empfehlen sein, pro Handfläche 2 ml (zweimalige Betätigung des Wandspenders) zu applizieren.

Kleidung

Das Umkleiden ist die zweitwichtigste Maßnahme beim Betreten des Operationstraktes. Die auf Abbildung 2 gezeigten Staphylokokken- und Ps.-pyoyanea-Zahlen auf dem weißen Kittel des Pflegers dürften jeden Zweifel auslöschen, daß *jegliche* Stationskleidung vor Betreten des OP abgelegt werden muß. Der Kleiderwechsel darf sich also keinesfalls auf den weißen Kittel beschränken, sondern hat ebenso die weiße Hose der Ärzte wie ganz besonders die Schuhe zu erfassen. Das lediglich Einsteigen in desinfizierte Gummiüberschuhe ist keine Lösung. Zu der Umkleidungszeremonie gehört selbstverständlich auch das Bedecken der Haare, da auch über diesen Weg mitunter hohe Staphylokokkenzahlen eingeschleppt werden können. Wir haben bei einem solchen Abklatsch bei einer Schwester 200 Staphylokokken gefunden.

Einen *latenten,* weil meist nicht beachteten Infektionsweg stellen in diesem Zusammenhang *Damenstrümpfe* dar. Wir konnten am Beispiel der Nierentransplantationseinheit in München, bei der das obligatorische Umkleiden bei jedem Betreten der Pflegeeinheit praktiziert wird, in zwei Fällen an den Strümpfen einer MTA und einer Schwester Staphylokokkenwerte über 100 feststellen. Um diese Lücke in der Asepsis zu schließen, werden seitdem auch die Damen angehalten, autoklavierte, lange Hosen zu tragen.

Patienten- oder Umbettschleuse

Durch aufschlußreiche Untersuchungen [4] konnte bewiesen werden, daß die Patientenbetten zu den Hauptstraßen der Keimverbreitung zählen. Das Problem ist mittlerweile durch die Bettendesinfektion zumindest so weit gelöst, daß von hier aus keine größeren Verschleppungen von pathogenen Keimen zu befürchten sind. Die Tatsache aber, daß das Bett der Infektionsquelle Patient am nächsten ist, beinhaltet eine laufende potentielle Re-Infektion. In der Regel wird schon nach kurzem Gebrauch ein nachweisbarer Verschmutzungsgrad erreicht werden. In diesem Fall ist es dann nicht so sehr die Matratze, die als Träger der Keime in den OP zu fürchten ist, sondern das Bettgestell und selbstverständlich die Bettwäsche, wenn diese nicht unmittelbar vorher frisch überzogen wurde, und vor allen Dingen der *Holzgriff* über dem Bett, dessen Desinfektion in den meisten Fällen vergessen wird. Der in Abbildung 4 gezeigte Händeabklatsch eines Patienten, der in der hier gefundenen Keimzahl und Keimart durchaus keine Seltenheit darstellt, zeigt deutlich, daß dieser wohl am meisten von den Patienten kontaminierte Griff über dem Bett eine starke bakterielle Verunreinigung aufweist.

Die Patientenschleuse oder auch Umbettschleuse ist die Stelle, an der der Patient von seinem Stationsbett entweder auf einen zum OP-Trakt gehörenden Wagen oder direkt auf eine fahrbare Operationsplatte geladen wird.

Bis hierher und nicht weiter darf das Bett gefahren werden. Der Patient selbst muß an dieser Stelle vom OP-Personal übernommen werden, das genausowenig den OP verlassen darf, wie das Stationspersonal den OP betreten darf.

Für die technische Lösung solcher Umbettschleusen gibt es viele Möglichkeiten und Modifikationen, die – ganz gleich, welche architektonische Idee zugrunde liegt – die saubere Trennung von unreiner und reiner Seite garantieren müssen.

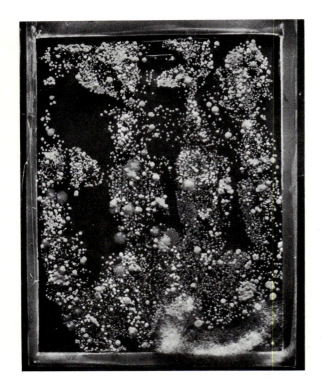

Abb. 4. Abklatschergebnis einer Patienten-Handinnenfläche: sehr hohe Gesamtkeim-zahl, reichlich Staphylokokken und gram-negative Keime.

Geräte-Schleuse

Nur bei großen Kliniken, in welchen infolge der hohen Operationsfrequenz auch die Bettenschleuse laufend belegt sein wird, wird man zweckmäßigerweise für die Geräte-einbringung eine eigene Geräteschleuse planen. In der Regel aber wird das Einschleusen dieser Gerätschaften, das eine *Desinfektion* derselben beinhalten muß, auch im Rahmen der Bettenschleuse erfolgen. Man sollte aber auf jeden Fall daran denken, daß hierfür eine eigene Nische und ein eigener Glasschrank (am besten eingebaut) vorgesehen werden sollen, in denen die entsprechenden Desinfektionsmittel und Geräte jederzeit gebrauchsfertig stationiert werden. Die Desinfektionsgeräte und Desinfektionsmittel sollen sichtbar ver-wahrt werden, um allein schon durch ihren Anblick ihre Verwendung in Erinnerung zu rufen.

Was die Form der Desinfektion betrifft, wird man hier Mittel für die *Flächendesinfek-tion* wählen, wobei das Absprayen mittels einer *Sprühpistole* die einfachste und auch sicherste Methode darstellt. Es wäre also zweckmäßig, an dieser Stelle einen Preßluft-anschluß zu planen, von dem aus die Spraydesinfektion durchgeführt werden kann. Bei glatten Oberflächen kann auch eine *direkte* UV-Bestrahlung wirksam sein (günstige Er-gebnisse hierüber wurden aus USA berichtet). Entscheidend ist, daß die Handhabung dieser Prozedur in der Hand eines *erfahrenen* Pflegers oder einer erfahrenen Schwester liegt, die aufgrund entsprechender Schulung auch wissen, wo und in welchen Größenordnungen mit bakteriellen Kontaminationen gerechnet werden muß.

Das hier wiederholt gewählte Wort »funktionelle Schleuse« bedeutet nichts anderes als die Be-handlung von Personen, Patienten und Gerätschaften in der Form, daß durch sie keine Keime aus dem Stationsbereich in den OP eingeschleppt werden können. Bauliche Konstruktionen können bei diesem funktionellen Ablauf eine wertvolle Hilfe sein. Die richtige Abwicklung ist aber mehr eine organisatorische Frage in der Durchführung geeigneter Maßnahmen.

Maßnahmen zur Sicherung der Asepsis innerhalb des Operationstraktes

Während in der Umgebung des Operationssaales die hygienischen Maßnahmen vorwiegend *antiseptischer* Art in Form einer *gezielten* Anwendung von *Desinfektionsmitteln* waren, um bereits dort den Keimpegel möglichst tief zu drücken, wird beim Betreten des Operationstraktes durch die zusätzlichen Maßnahmen (Händeschnelldesinfektion, Kleiderwechsel, Patientenschleuse und Geräteschleuse) bereits die *Aseptik* als die Gesamtheit aller Maßnahmen zur Verhütung einer mikrobiellen Kontamination eingeleitet.

Durch die weiteren Maßnahmen *innerhalb* des OP-Traktes soll nun die erreichte Asepsis gesichert und in Richtung Operationssaal selbst im Sinne *steriler Operationsbedingungen* noch verstärkt werden.

Untersuchungen haben ergeben, daß in der Luft von Operationssälen selbst immer wieder Wundinfektionserreger, speziell Staphylococcus aureus, gefunden werden. Sie haben aber auch gleichzeitig gezeigt, daß bei der strikten Einhaltung der geschilderten Maßnahmen in der Umgebung und beim Betreten des OP diese Luftkeimrate wesentlich vermindert, ja sogar ausgeschaltet werden kann. Dieser Erfolg ist darauf zurückzuführen, daß eine Einschleppung von Keimen auf dem Kontaktweg in den OP durch diese Maßnahmen vermieden wird, und somit es auch nicht zu einer Ablösung der Keime von infizierten Gegenständen und deren Aufwirbelung in die Luft kommt.

Das letzte hygienische Problem, das innerhalb des OP-Traktes zur Sicherung der Asepsis bewältigt werden muß, ist außer der Sterilisation (siehe S. 60 ff.) die Bewältigung des *Luftkeimproblems*.

Luftentkeimung im OP-Trakt

Die beste und auch zweckmäßigste Form der Luftentkeimung im OP-Trakt ist die *physikalische* in Form der *direkten UV-Strahlung* und in Form der *UV-Schranke* bzw. des *UV-Vorhangs*. Eine zusätzliche Hilfe bzw. Sicherung kann noch die chemische Luftentkeimung in Form der Triäthylenglykol-(TAG)-Verdampfung innerhalb des Operationssaales während der Operationszeit sein.

UV-Schranken oder *UV-Vorhänge* sind UV-Strahler, die – unter entsprechender Abblendung im Türsturz angebracht – die durchtretende Luft hochgradig entkeimen können. Man wird sie deshalb überall dort anbringen, wo die Gefahr einer aerogenen Keimeinschleppung in den OP besteht, z. B. an der dem Operationstrakt zugewandten Innentüre der Personenschleuse, in der Geräteschleuse und schließlich in allen Türen zwischen den Vorräumen und dem Operationssaal selbst.

Ihre Abblendung, wobei ein schmaler Strahlenkegel den Türrahmen ausfüllt, ähnlich einem Vorhang, schützt im Raum befindliche Personen vor jeder Schädigung, so daß diese Art der UV-Strahlung die einzige ist, die *während* des Operationsbetriebes in Tätigkeit bleiben kann.

Die *direkten Strahler*, die den Raum entweder von der Decke oder von einer Wand aus direkt nach unten durchstrahlen, können nur in der operationsfreien Zeit, das heißt, wenn keine Personen mehr im Raum sind, eingeschaltet werden.

Betreffs des besten Zeitpunktes dieser direkten Strahlung ist man sich einig darüber, daß die Strahlung den besten Wirkungseffekt haben dürfte in der Zeit, in der noch
eine ziemliche Turbulenz in der Raumluft herrscht. Man geht hier davon aus, daß in der
Regel diese Keime immer an Partikeln angetrocknet sein werden und in Form dieser
Staubteilchen so lange gegen Strahlen geschützt sind, als das Bakterium selbst nicht an
seiner lebenswichtigen Stelle von den Strahlen getroffen wurde. Für die bestmögliche
Chance, die Keime treffen zu können, ist zu empfehlen, unmittelbar nachdem die letzte
Person den OP verläßt, die direkte UV-Strahlung vier Stunden lang einzuschalten. Diese
Spanne genügt, weil in dieser Zeit gleichzeitig eine Sedimentation der in der Luft schweben-
den Teilchen erfolgen wird, und später, wenn erst die Keime am Boden liegen, auch eine
längere Dauerbestrahlung nutzlos ist.

Über die *tatsächliche Wirkung* der UV-Strahler bestanden und bestehen zum Teil auch heute noch
divergierende Meinungen, und nicht selten wurde deren Nützlichkeit innerhalb der OP-Räume in Frage
gestellt. Gegenüber der umfangreichen Literatur, die sich für den Einsatz von UV besonders in den
Operationsräumen positiv ausdrückt, finden sich nur spärliche negative Stimmen, die in der Regel
schon Jahre zurückliegen und im wesentlichen darauf basieren, daß man Luftkeime verantwortlich
gemacht hat für Infektionen, die auf anderem Wege entstanden sind. Der in diesem Zusammenhang
gelegentlich angeführte *NRC (National Research Council) – Report von 1964* ist durch eine ausführ-
liche Studie von HART et al. [8] ergänzt, berichtigt und erläutert worden. Nach den Autoren enthält
die aufgrund technischer und statistischer Fehler mißverständliche Zusammenfassung dieses Reports
nicht die in den 192 Seiten des Berichtes tatsächlich zum Ausdruck gebrachten Ergebnisse. Tatsächlich
bringt auch der NRC-Report zum Ausdruck, daß mit der direkten UV-Bestrahlung in Operationsräumen mit einer geeigneten Intensität eine signifikante Reduktion in der Anzahl der postoperativen
Wundinfektionen erreicht wird. Das DUKE-University-Medical-Center in Durham berichtet als Ergebnis:
"In all of our past [18, 19, 21, 38–40] and more recent bacteriologic studies the lethal effects of
direct ultraviolet irradiation on airborn bacteria and bacteria that have sedimented on exposed surfaces
have approached 100%."

Weitere antiseptische Maßnahmen im Operationssaal

Lediglich der Vollständigkeit halber soll hier noch auf die *laufenden Desinfektionsmaßnahmen* im OP hingewiesen werden, die ohnehin in der Regel richtig praktiziert werden
und deshalb einer besonderen Akzentuierung entbehren können. Gemeint ist damit die
Scheuer- oder *Spray*-Desinfektion der Gerätschaften und des sonstigen Mobiliars, wie
Operationstisch, Narkoseapparate, Sauerstoff-Flaschen, Absauggeräte, aber auch die *Stative*
für Transfusionsflaschen, kurzum alles, was im Zuge eines Operationsablaufes vor allen
Dingen von dem nichtoperierenden Hilfspersonal laufend angefaßt wird. Selbstverständlich
gehört hierher auch die tägliche Desinfektion des *Fußbodens*.

Der auch in Architektenkreisen umstrittene Einbau von *Gullys* als Sinkwasserschächte geht auf
die damit verbundene hygienische Problematik zurück, die darin besteht, daß wie in Badewannen-
und Waschbeckenausläufen so auch in Gullys gramnegative Keime, insbesondere Ps. pyocyanea
(»Naß«- oder »Pfützenkeime«) nicht nur überleben, sondern sich auch vermehren können. Hygienisch
wichtig erscheint in diesem Zusammenhang die Betrachtung des Schluckvorganges, der beim Putz-
wasserablauf eintritt. Bei großen Wassermengen wird der Gully zunächst überflutet und dann erst in
einzelnen partiellen Schluckportionen das Wasser ablaufen. Bei diesem Vorgang entsteht eine bran-
dungsähnliche Rückstauung des Schmutzes an den Rändern der jeweils aufgestauten Wasserpfütze
und der Schmutz bleibt bei langsamem Ablauf dort liegen. Die Desinfektion dieser Wasserabläufe vom
Fußboden ebenso wie bei Waschbecken und Badewannen erfordert besonders wirksame und adhärente
Mittel.

Klimaanlagen

Klimaanlagen müssen bei richtiger Anordnung in der Luftführung und Luftströmungsgeschwindigkeit *physiologisch* optimal für das Operationsteam sein, sie müssen gegebenenfalls auch eine gefahrlose Beseitigung der *Narkosegase* beinhalten, und sie müssen vor allen Dingen auch hygienisch sein, d. h. keimfreie Zuluft bringen. Es gibt zahlreiche Untersuchungen, die sowohl den physiologischen wie auch den hygienisch-bakteriologischen Wert solcher Anlagen bestätigen bzw. die Nachteile falscher Luftführung zum Ausdruck bringen. Die Luft, die in der Regel von schräg oben aus Deckennähe kommt, soll *direkt* das Operationsteam treffen, ohne vorher über Wände oder Gegenstände zu streichen. Dadurch wird vermieden, daß die Frischluft schon vor dem Auftreffen auf die Operateure erwärmt wird und daß auf diesem Weg Keime in Form von Staubablagerungen ins Operationsfeld transportiert werden.

Im allgemeinen dürfte man sich hier auch auf die hochentwickelte Filterindustrie verlassen, die bei Einbau geeigneter Filter auch keimfreie Luft garantieren kann. Daß aber auch der Einbau ungeeigneter Filter oder deren schlechte Wartung zu beachtlichen, die Asepsis gefährdenden Keiminvasionen führen können, haben wir vor kurzem bei Untersuchungen in einem neuen Krankenhaus feststellen können [8]. Wir sind heute in der Lage, mittels eines elektronischen Partikelzählers eingebaute Klimaanlagen an Ort und Stelle zu prüfen und schon während der Messung deren Brauchbarkeit zu beurteilen.

Diese hier gegebene Darstellung entspricht gewissermaßen einer Begleitung des Chirurgen auf seinem täglichen Weg von der Station zum Operationssaal, wobei jeweils auf die wichtigsten Keimverschleppungswege (über *Personen*, *Gerätschaften* und durch die *Luft*), die die Asepsis im OP gefährden könnten, aufmerksam gemacht wurde. Wenn alle hier geschilderten *hygienischen* Maßnahmen in der *Umgebung* des OP-Traktes, beim *Betreten* und schließlich *innerhalb* desselben konsequent durchgeführt wurden, und wenn gleichzeitig die *Sterilisation* von allem, was nur irgendwie mit der Blutbahn in Berührung kommen *kann*, richtig erfolgt ist, dürfte auch die höchstmögliche Verminderung des Operationsrisikos bei der Operation erreicht sein.

Grundbegriffe

Wie nun die verschiedenen hygienischen Maßnahmen im Bereich chirurgischer Tätigkeit durchgeführt werden können, läßt sich unter den beiden Begriffen *Desinfektion* und *Sterilisation* zusammenfassen.

Erläuterung (Terminologie)

Es kann hier nicht die Aufgabe sein, alle Begriffe, die in dem gesamten Komplex der Infektionsverhütung bei chirurgischer Tätigkeit mehr oder weniger richtig verwendet werden, zu erläutern. Es soll vielmehr versucht werden, unter Konzentrierung auf die Hauptbegriffe diese verständlich und der Praxis angepaßt zu interpretieren. Die in Deutschland übliche Definition wird dabei verglichen mit der Terminologie im angelsächsischen Bereich.

Terminologie

Deutschland	USA / England

1. Sterilisation

DAB 7*: »Sterilisieren heißt Abtöten oder Entfernen *aller* lebensfähigen Vegetativ- und Dauerformen von pathogenen und apathogenen Mikroorganismen in Stoffen, Zubereitungen oder an Gegenständen.«
DIN 58946 (1) faßt sich kürzer: „Sterilisieren heißt, einen Gegenstand von allen vermehrungsfähigen Keimen frei machen.“

1. Sterilization

AHA (2): implies the destruction or removal of all forms of bacteria, viruses, parasites, and mycotic agents.
SYKES (3):
It means in its proper sense the complete destruction or removal of all forms of life.

2. Desinfektion

DAB 7*: „Desinfizieren heißt, totes oder lebendes Material in den Zustand versetzen, daß es nicht mehr infizieren kann.“

2. Disinfection

AHA: "The killing of infectious agents outside the body by chemical or physical means directly applied."

3. Sanitizing-Effekt (in Deutschland nicht üblich) bedeutet, die Keimzahl auf eine gefahrlose Höhe zu verringern.
Die möglichst tägliche Anwendung von Sanitizern in Verbindung mit Reinigungsmaßnahmen erstrebt eine hochgradige *Keimreduktion*.

3. Sanitization

PERKINS (4)
"S. implies a process whereby the number of organisms present on utensils is reduced to a safe lead as judged by public health requirements. It does not imply complete freedom from bacteria. Sanitization is a less precise term than disinfection and is more appropriately applied to a cleaning process (4)."

4. Asepsik umfaßt die Gesamtheit *aller* Maßnahmen zur Verhütung einer mikrobiellen Kontamination (z. B. bei Abschirmung des OP-Saales und bei Herstellung und Abfüllung bes. empfindlicher und nicht sterilisierbarer Arzneimittel).
Unter **Asepsis** wird der dadurch erreichte Zustand der Keimfreiheit verstanden.

4. Asepsis

AHA:
The exclusion of microorganisms causing infection.

5. Antiseptikum

Eine Substanz, die Mikroorganismen je nach dem Charakter der Zubereitung oder der Art der Applikation entweder durch Abtötung oder durch Wachstumshemmung unschädlich macht, Infektionen bekämpft und vorbeugend verwendet wird, d. h. neu hinzukommende Keime vernichtet.
Anwendung: speziell am lebenden Gewebe und in der Regel äußerlich.

5. Antiseptic

AHA:
"A chemical compound that stops or inhibits the growth of bacteria without necessarily killing them."
SYKES (3):
"The word conveys a meaning similar to that of 'disinfectant', and is used specifically in relation to preparations for application to living tissues especially in surgery and hygiene."

---

(1)   DIN 58946: Beuth Vertrieb GmbH, Berlin 30 und Köln.
(2)   AHA / American Hospital Association: Infection Control in the Hospital. Chicago, 1968, p. 85 a. p. 133.
(3)   SYKES, G.: Disinfection and Sterilization. E. & F. N. SPON Ltd., London, 1965, p. 6 a. p. 7.
(4)   PERKINS, J. J., CHARLES, C.: Principles and Methods of Sterilization. Thomas Publ., Springfield, Illinois, 1956, p. 196.
*   DAB 7 – DDR/68. Das DAB 7 der BRD enthält keinerlei Angaben über Desinfektion und wenig über Sterilisation.

Wie die verschiedenen Grade der Keimbeseitigung entsprechend den genannten Definitionen zu verstehen sind, zeigt Abbildung 5 in einer schematischen Darstellung:

Abb. 5. Schema für Sanitizing, Desinfektion und Sterilisation.

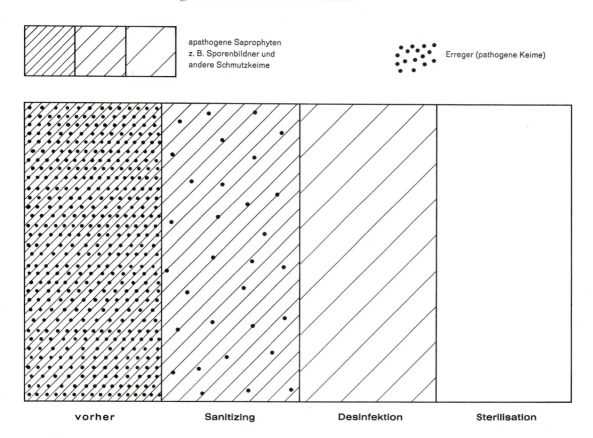

apathogene Saprophyten
z. B. Sporenbildner und
andere Schmutzkeime

Erreger (pathogene Keime)

vorher   Sanitizing   Desinfektion   Sterilisation

Ausgangspunkt für die bildliche Darstellung ist die „vorher" angenommene Keimmischflora, bestehend aus den immer vorhandenen apathogenen Schmutzkeimen (Saprophyten) und den potentiell dazukommenden pathogenen Keimarten.

Sanitizing (= Keimreduktion)

Beim *Sanitizing*-Effekt wird eine hochgradige Reduktion der pathogenen Keime mit einer gleichzeitig starken Verminderung des apathogenen Keimanteils erreicht, ohne daß es dabei zu einer restlosen Vernichtung des letzten pathogenen Keimes kommen muß.

Letzten Endes entspricht dies einem *Niederdrücken des Keimpegels*, dem, wenn die Maßnahmen *laufend* – am zweckmäßigsten mit *täglichen* Reinigungsmaßnahmen gekoppelt – durchgeführt werden, durchaus auch im Krankenhausbereich eine Bedeutung zukommt.

Nach den Worten des Hygienikers KISSKALT ist der Grad der Wahrscheinlichkeit einer Infektion das Maß der Hygiene und die Verminderung dieses Grades der Wahrscheinlichkeit einer Infektion das Maß des hygienischen Erfolges.

Sanitizing kann und darf *kein Ersatz* für die *Desinfektion* sein. Deswegen ist auch die hier erreichte Keimreduktion bestenfalls eine *partielle Desinfektion*, aber nicht in qualitativem, sondern in quantitativem Sinn.

Bei der Desinfektion muß nach der Definition „totes oder lebendes Material in den Zustand versetzen, daß es nicht mehr infizieren *kann*", verlangt werden, daß krankmachende Keime schnell und *vollständig* vernichtet werden. In englischsprechenden Ländern [9] wird diese Bedingung in gleicher Weise für die Bezeichnung „Disinfectant" und „Germicidal" verlangt, so daß speziell bei den im angelsächsischen Raum stark verbreiteten Wirkstoffseifen nicht mehr von „germicid", sondern von „deodorant" gesprochen wird. Diese Konsequenz wurde eingehalten, obwohl bei mehrfachem und längerem Gebrauch z. B. von hexachlorophenhaltigen Seifen Keimreduktionswerte von 95% erreicht werden.

Es kann hier nicht die Aufgabe sein, einen verbindlichen Vorschlag oder gar eine Entscheidung über die Richtigkeit einer Begriffstrennung fällen zu wollen. Wichtig ist, für *Desinfektionsmittel* an der Forderung einer *schnellen* und *vollständigen* Vernichtung der Krankheitserreger festzuhalten, um dem Einbruch unterschwellig wirkender Präparate in die ohnehin schon umfangreiche Liste der amtlich geprüften und für wirksam gefundenen Desinfektionsmittel einen Riegel vorzuschieben. Präparate, die die Forderung „schnell" und „vollständig" nicht erfüllen, können deshalb nicht als desinfizierend, sondern nur als *keimreduzierend* bezeichnet werden.

Streng genommen erbringen die üblichen *Luftentkeimungs-* oder auch *Luftdesinfektions-Verfahren* wie die *UV-Bestrahlung* und die *Triäthylenglykol-*(TAG)-Verdampfung bzw. -Kaltvernebelung praktisch auch nur einen Sanitizing-Effekt, da sie zwar eine hohe Keimreduktion bewirken, einzelne Keime aber, die durch Partikel gegen die Strahlung geschützt sind, nicht abtöten. Für die Praxis aber wird dieser „Nachteil" kompensiert durch die laufende, über längere Zeit hinwegdauernde Anwendungsmöglichkeit, wobei die in der Luft schwebenden keimbeladenen Partikel besonders bei turbulenter Luftströmung durch die Drehbewegung die Chance bieten, daß die anhaftenden Keime doch noch von den UV-Strahlen getroffen werden. Eine ausreichende Strahlungsintensität ähnlich der erforderlichen Konzentration bei chemischen Desinfektionsmitteln ist auch hier die Voraussetzung.

Aus diesen Gründen sind auf *Abbildung 6* diese Luftentkeimungsverfahren unter der Sanitizing-Wirkung aufgeführt.

Desinfektion

Abbildung 5 bringt die *vollständige* Vernichtung der Krankheitserreger zum Ausdruck, die nach der Definition „...totes oder lebendes Material in den Zustand versetzen, daß es nicht mehr infizieren *kann*", erforderlich ist. Die Desinfektion ist also eine *gezielte* Anwendung eines Desinfektionsmittels oder -verfahrens mit dem Zweck, das Ziel (totes oder lebendes Material) seiner Infektiosität zu berauben, das heißt, es der Krankheitsübertragung unfähig zu machen. Die nicht krankmachenden Begleitkeime sind in diesem Rahmen uninteressant und werden, da sie zum Teil höhere Resistenzstufen als die krankmachenden Keime haben, die Desinfektion überstehen. Dies ist auch im Bild 6 durch die lockere Schraffierung zum Ausdruck gebracht. Gleichzeitig kommt damit zum Ausdruck,

daß es nicht *ein* Desinfektionsmittel oder -verfahren geben kann, das *alle* Desinfektionsaufgaben löst. Auf der anderen Seite ist zu berücksichtigen, daß die verschiedenartigsten
Objekte auch eine ganz unterschiedliche Behandlung verlangen, so daß sich mit der Zeit
eine Vielzahl von Desinfektionsmitteln und Anwendungsmethoden herauskristallisiert hat,
wovon jede, für ihren Zweck angewandt, einen durchaus wirksamen Desinfektionserfolg in
Aussicht stellt.

Nicht zuletzt ist es die einschlägige Industrie gewesen, die durch Auffindung neuer
Verbindungen und Entwicklung neuer Methoden ein Werkzeug geschaffen hat, durch das
die Infektionskrankheiten heute ihren Schrecken verloren haben, durch das auch der
Hospitalismus ein durchaus lösbares Problem geworden ist. Man muß nur damit umzu-
gehen verstehen. Um in die gesamte Problematik eine Übersicht zu bringen, werden die
Desinfektionsmöglichkeiten, die *Desinfektionsaufgaben* und die *Desinfektionsformen* in eigenen Abschnitten behandelt.

Sterilisation

Die schematische Darstellung in Abbildung 5 zeigt, daß unter Sterilisation die Abtötung oder Entfernung *aller* lebensfähigen Vegetativ- und Dauerformen von pathogenen
und apathogenen Mikroorganismen verstanden werden muß. Daß für diese „radikale"
Maßnahme auch wesentlich stärker wirkende Verfahren eingesetzt werden müssen, ist verständlich.

Übersicht über die Möglichkeiten der Keimentfernung

Ob Sanitizing, Desinfektion oder Sterilisation als die verschiedenen Grade der Keimentfernung: sie sind je nach dem Objekt, das desinfiziert oder sterilisiert werden soll, auf
verschiedenen Wegen möglich.

Abbildung 6 gibt in schematischer Darstellung einen Überblick über die prinzipiell gegebenen
Möglichkeiten. Die drei verschiedenen Grade der Keimentfernung, das Sanitizing als hochgradige
Keimreduktion, die Desinfektion als Vernichtung aller *pathogenen* Keime und die Sterilisation als die
Ausschaltung *aller* Mikroorganismen, sind mit verschiedenen Symbolen in dieses Schema eingezeichnet.

Sterilisation

1. Gas-Sterilisation mittels Äthylenoxydgas (für thermolabiles Sterilisiergut)
2. Kochen in der Desinfektionslösung (Notbehelf)
3. Autoklav-gespannter Dampf von 120° oder 134° C (optimale Sterilisationsform im chirurgischen
   Bereich)
4. Heißluft bei 180° C mit Umluft (für Spritzen, Kanülen und Glassachen)
   Vorreinigung = mechanische Vorreinigung der Instrumente *vor* der Sterilisation. Diese Vorreinigung kann für den Sterilisationseffekt entscheidend sein und nicht genügend betont werden.
5. Strahlen-Sterilisation durch Kathodenstrahlen (Betastrahlen und Gammastrahlen) für Pharma-
   zeutika (nur z. T. möglich) und für Einwegmaterialien für ärztlichen Bedarf.

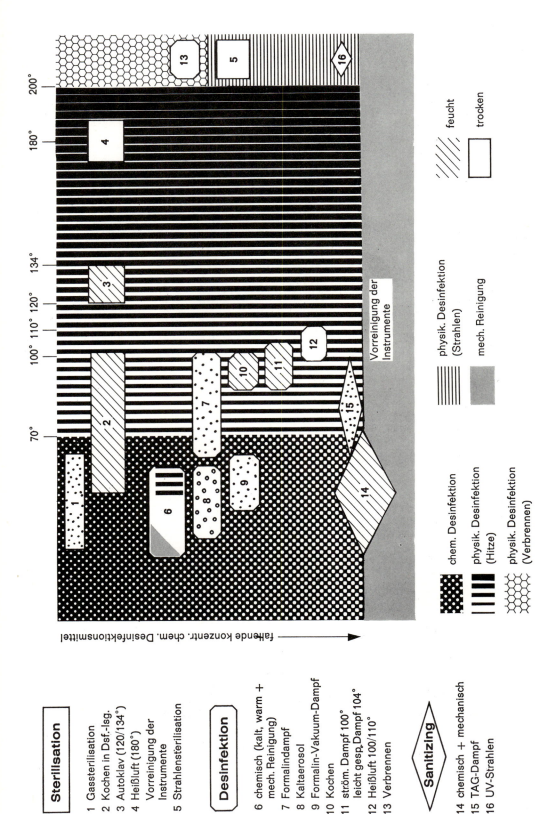

Abb. 6. Die mechanischen, physikalischen und chemischen Möglichkeiten der Keimentfernung (Sanitizing, Desinfektion, Sterilisation).

Desinfektion

6. Chemische Desinfektion (kalt oder warm, mit oder ohne mechanischen Reinigungseffekt)
7. Formalindampf („Schlußdesinfektion")
8. Kaltaerosol meist für Formalin-„Schlußdesinfektion", aber auch für Oberflächen, z. B. Matratzen
9. Formalinvakuum-Dampf (für dampfempfindliche Materialien)
10. Kochen in Wasser evtl. mit Sodazusatz (für *gebrauchte* Instrumente)
11. Strömender Dampf von 100° oder leicht gespannter Dampf von 104° C und 0,2 atü (für Matratzen und Decken)
12. Heißluft bei 100–110° C (im Krankenhausbereich *nicht* geeignet)
13. Verbrennen (wertloses Einwegmaterial, *nicht* für Flüssigkeiten: Explosionsgefahr!)

Sanitizing - Keimreduktion

14. Chemisch + mechanisch (Fußbodenreinigung in „sauberen" Bereichen)
15. Triäthylenglykol (TAG)-Dampf („Luftdesinfektion")
16. Ultraviolettbestrahlung („Luftdesinfektion").

Praktische Anwendung von Sanitizing, Desinfektion und Sterilisation

In den bisherigen Ausführungen ist versucht worden, das *Ziel* (Abb. 5) von Sanitizing, Desinfektion und Sterilisation zu erläutern und die prinzipiellen Anwendungsmöglichkeiten (Abb. 6) aufzuzeigen. Im folgenden soll nun die *Anwendung* dieser Möglichkeiten in der Praxis dargelegt werden.

Sanitizing (-Keimreduktion)

"…the number of organisms present on utensils is reduced to a save level…" sagt nichts anderes aus, als die Gesamtkeimzahl auf den verschiedensten Gegenständen und damit den Keimpegel im ganzen tief zu drücken und, wie es in den weiteren Empfehlungen heißt, auch tief zu *halten*. Damit ist eine hygienische Maßnahme genannt, die das *gesamte* Klinikum bzw. Krankenhaus umfassen soll, um damit ein möglichst keimarmes Milieu als Ausgangspunkt für weitere hygienische Maßnahmen bieten zu können. Eine Beschränkung auf die einschlägige deutsche Literatur, in der diese Problematik nicht weiter behandelt wird, würde der Absicht des Verfassers, eine breite, weitgehend internationale Information zu vermitteln, widersprechen, zumal heute im Rahmen des Chirurgenaustausches zwecks breit fundierter Ausbildung Besuche in anderen Ländern zur Regel geworden sind. Im folgenden sollen einige Beispiele angeführt werden, wo eine hochgradige Keimreduktion ohne Anspruch auf eine vollständige Vernichtung des letzten Keimes durchaus eine krankenhaushygienische Bedeutung hat.

Wirkstoffseifen

Sowohl in den USA wie in den meisten europäischen Ländern ist die Verwendung von Wirkstoffseifen, insbesondere *Hexachlorophen*-Seifen mit 1 bis 3% Wirkstoff, allgemein in Krankenhäusern üblich und wird dort für das *gesamte* Personal zur laufenden Händewaschung mit einem doch recht beachtlichen Händedesinfektionseffekt eingesetzt. In den neueren amerikanischen [5, 6] und englischen [1, 7, 10] Monographien über Hospitalinfektionen wird der Anwendung germizider Seifen ein breiter Bereich eingeräumt. Diese Art der Händedesinfektion ist dort das erste, was jeder Arzt beim Betreten der Klinik, besonders aber nach jeder Visite durchzuführen hat. In der Geburtshilfe ist sie *vor* und *nach* Berühren der Kinder eingeführt. Auf Säuglingsstationen wird eine monatliche bakteriologische Prüfung der Hände des Personals verlangt. Im OP und Kreißsaal soll ein Händeabdruck (Blutagar-Abdrucktest) beim Personal nicht mehr als 0 bis 2 Kolonien per Fingerkuppe zeigen. Als Normalkeimzahlen auf der Hand beim chirurgischen Personal werden vor dem Waschen weniger als 50 und nach dem Waschen 0 bis 10 Keime pro ml Waschwasser (test rinse water) verlangt. Bei Personal, das sich nicht laufend mit Hexachlorophenseife, sondern nur in üblicher Form gewaschen hatte, wurden 12 000 bis 15 000 je ml Keime gezählt. Auch für die sonstigen Bereiche einer Klinik (Ambulanz, Friseur, Küche – hier vor allem die Spülküche – und ganz besonders das Laborpersonal) wird eine laufende Anwendung germizider Seifen als notwendig erachtet [5].

Einheitlich wird in der ganzen Literatur als wesentliche Bedingung für Hexachlorophen-Seifen die laufende Anwendung über einen *längeren Zeitraum* (nach Möglichkeit auch zu Hause) zur Erzielung eines *kumulativen* Effektes verlangt. Für sporadische Anwendung scheidet Hexachlorophen aus.

Dies und der weitere Nachteil, daß Hexachlorophen keine Wirkung gegen gramnegative Keime aufweist, ist der Grund, warum OSTERTAG [11] dem Hexachlorophen den Begriff „Desinfektionsmittel" verweigert und es in die Gruppe der „antiseptischen Seifen" verweist. Das Hexachlorophen ist also ein gutes Mittel gegen Staphylokokken, vorausgesetzt daß es laufend gebraucht wird, nicht dagegen gegen gramnegative Keime, die z. B. in der Urologie vorherrschend sind. Über die derzeitige Situation der „desinfizierenden Seifen" sowie über ihre Prüfung und Beurteilung wurde vor kurzem von KANZ und KANZ [12] eingehend berichtet. Das Charakteristische für Wirkstoffseifen ist, daß es nach etwa 2–3 Tagen regelmäßiger Anwendung zu einer stufenweisen Adsorption des Wirkstoffes durch die Haut kommt, wodurch diese auf einem hohen Bakterizidiespiegel gehalten wird [10]. Dieses Persistieren auf oder in der Haut konnte durch Äther-Extraktion nachgewiesen werden [1].

Die sich dabei ergebende *remanente* Wirkung in Form des mittlerweile aufgebauten bakteriziden Films ist das zweite und hygienisch wohl dominierende Charakteristikum dieser Wirkstoffseifen, das gerade in krankenhaushygienischer Sicht eine ganz entscheidende Bedeutung hat. Desinfektionsmittel, die nur im Augenblick der Anwendung definitionsgemäß „schnell und vollständig" die Keime vernichten, wie es z. B. bei der Händeschnelldesinfektion vor Betreten der Schleuse und auch bei der chirurgischen präoperativen Desinfektion erforderlich ist, bringen in der Regel keine Nachwirkung mit. Diese wäre aber gerade auf Station bei Schwestern und Hilfspersonal, für die eine laufende Kontamination mit infizierten Gegenständen (Wäsche, Geräte) oder auch mit den Patienten selbst unvermeidbar ist, sehr wünschenswert, da es in der Praxis völlig unmöglich ist, nach jeder solchen Kontamination wieder eine entsprechende Händedesinfektion durchzuführen. Hier muß durch geeignete Mittel mit Hilfe der remanenten oder Langzeitwirkung eine *desinfizierende Brücke* geschlagen werden von einer Anwendung zur anderen, in der neu auf die Hand gelangende Keime zumindest hochgradig reduziert werden. Denn das Keimverschleppungsproblem ist, wie eingangs schon erwähnt, nicht nur ein qualitatives, sondern vor allem ein quantitatives Problem, das KISSKALT eben als den Grad der Wahrscheinlichkeit einer Infektion ausgedrückt hat.

Keimreduzierende Imprägnierung der Klinikkleidung

Auch die *keimreduzierende Imprägnierung der Klinikkleidung* ist eine der Möglichkeiten, um diesen Infektionsweg auszuschalten. Nach der Hand von Ärzten und Personal stellt die Klinikkleidung den zweitwichtigsten Infektionsweg dar [4]. Es gibt heute die

Möglichkeit, in die letzte Spülphase des Waschprozesses einen Zusatz zu geben, der dann in textilchemischem Sinne weitgehend auf die Gewebefaser aufzieht. Damit kommt es zu einer Imprägnierung des Gewebes, die eine *keimreduzierende* Wirkung auf daraufgelangende Bakterien ausübt. Wir haben mit einem solchen Präparat auf der Basis quartärer Ammoniumverbindungen (Lizuron) zahlreiche Versuche durchgeführt und festgestellt, daß mit Hilfe einer erhöhten Luftfeuchtigkeit doch eine erhebliche Keimreduktion erzielt werden kann. Ganz abgesehen davon, daß es bei der ärztlichen oder pflegerischen Arbeit des öfteren zu einer ungewollten Befeuchtung der Klinikkleidung im Sinne einer beschleunigten Keimreduktion kommen kann, würde schon ein Aufhängen der Kleidungsstücke in einer Garderobe mit sehr hoher Luftfeuchtigkeit genügen, um in wenigen Stunden die angetrockneten Testkeime (Staphylococcus aureus) abzutöten. Von den in Urin suspendierten Keimen konnten schon in zwei Stunden über 90% abgetötet werden. Bei den in Eiter und Stuhl suspendierten und damit durch eine Eiweißhülle geschützten Keimen dauert verständlicherweise die Abtötung länger. Wird die hohe Luftfeuchtigkeit gar über Nacht beibehalten, ist auch bei diesen eiweißgeschützten Keimen mit einer Abtötungsrate von 90% und mehr zu rechnen. Mit diesem Prinzip der ,,*Nachtschleuse*", wobei es lediglich einer hohen Luftfeuchtigkeit bedarf, kann also das Problem einer Keimreduktion auf imprägnierten Textilien für Arzt- und Schwesternkittel in einer für den vorgesehenen Zweck brauchbaren Größenordnung als gelöst gelten.

Davon zu unterscheiden ist die fabrikationsmäßig vorgenommene *keimhemmende Ausrüstung* aller möglichen Artikel, wie z. B. Heimtextilien, Unterwäsche, Damenstrümpfe, Socken, Schuhe, insbesondere auch Kinderspielzeug aller Art, die in angelsächsischen Ländern schon viele Jahre üblich ist. Besonders stark propagiert wird die antimykotische Imprägnierung von Strümpfen mit dem Ziel, der starken Fußpilzverbreitung entgegenzuwirken. Die entscheidende Schwierigkeit ist allerdings bei allen bis heute üblichen Ausrüstungen, daß sie in der Regel nur *bakteriostatisch* sind, also nur eine Keimhemmung beinhalten, d. h. daß sie eine Vermehrung der Keime auf den ausgerüsteten Textilien ausschließen. Im krankenhaushygienischen Sinne aber ist die *bakterizide*, d. h. die keimtötende Wirkung allein entscheidend. Die auf solche ausgerüsteten Textilien aufgelangenden Keime, speziell die pathogenen Keime, müssen *abgetötet* werden, mindestens so weit, daß eine hochgradige Keimreduktion verzeichnet werden kann. Nur in diesem Fall kann hier von einem echten hygienischen Vorteil gesprochen werden.

Ausrüstung von Kunststoff- und Kautschukprodukten sowie von Gummiwaren

Sie hat im Prinzip dieselbe Aufgabe und denselben Effekt wie die genannte Ausrüstung von Textilien, nämlich die verschiedenen Arten von Materialien gegen die Entwicklung von Pilzen, Bakterien und Schimmel zu schützen. Das bekannteste amerikanische Produkt ,,Sanitized" – nicht zu verwechseln mit dem hier zu besprechenden Sanitizingeffekt bzw. genannten Begriff ,,Sanitization" –, nun schon seit etwa 40 Jahren in Gebrauch, wurde in Zusammenhang mit dem Wachstum der Kunststoffindustrien Tausenden von Produkten jeder Art und Beschreibung, angefangen von Plüsch- und aufblasbaren Spielsachen über Matratzen und Möbelschoner, Schaumgummikissen, Bademützen bis zu Kämmen, Haar- und Zahnbürsten eingebaut.

Neuerding hat das Problem einen zusätzlichen Akzent durch die Weltraumforschung erhalten, wobei es darum geht, die mit Kunststoff-, Kautschuk- oder Gummimaterialien ausgekleidete und ausgestattete Raumkapsel weitgehend keimfrei zu halten. Sowohl russische als auch amerikanische Forscher haben in diesem Rahmen verschiedenartige Substanzen auf eine entsprechende keimreduzierende Wirkung geprüft. Angesichts der breiten Verwendung von gleichartigen Materialien aus Kunststoff, Kautschuk und Gummi im Bereich der Krankenhäuser, speziell im Operationsbereich, könnte eine solche keimreduzierende Ausrüstung, soweit sie eine echte Keimreduktion erbringt, einen wesentlichen hygienischen Vorteil im Sinne einer desinfizierenden Brücke zwischen zwei Desinfektionsmittelanwendungen darstellen.

Keimwidrige Metall-Legierungen

Diese werden heute speziell in Krankenhäusern angeboten und verfolgen im Grunde denselben Zweck, nämlich zu einer Allgemeinerniedrigung des Keimpegels beizutragen. Die metallverarbeitende Industrie macht diese Anstrengungen, um auf diesem Weg einen brauchbaren hygienischen Effekt anbieten zu können. Überall wo die Asepsis eine Rolle spielt, sowohl im Krankenhaus wie in der pharmazeutischen Industrie bei der Herstellung von Verpackungen für Medikamente, setzt die Bekämpfung der Keimverbreitung bei der Wahl geeigneter *Materialien* ein. Über den hygienisch-bakteriologischen Grundsatz „Vorteil der glatten Fläche und Nachteil der rauhen Fläche" hinaus wird man bei Erfüllung der übrigen Anforderungen denjenigen Materialien den Vorzug geben, die auch eine *keimreduzierende* Wirkung aufweisen. Das Sanitizing-Programm im Sinne einer Keimpegelerniedrigung setzt also schon bei der Wahl der Materialien ein.

Kontrollmöglichkeiten im Sanitizing-Programm

In amerikanischen Krankenhäusern ist man längst dazu übergegangen, im Rahmen eines hygienischen Überwachungsprogramms *regelmäßige* bakteriologische Kontrollen durchzuführen und durch die Ermittlung der Keimzahlen von Oberflächen (Hände, Mobiliar, Flur) und aus der Raumluft den jeweiligen hygienischen Status zu ermitteln. Durch Angabe von *Grenzzahlen* im Sinne einer Normung läßt sich das jeweilige hygienische Milieu beurteilen und steuern [5].

So sollen z. B. generell beim Personal bei einem Händeabdruck auf einer Blutagarplatte *5 Kolonien pro Fingerspitze* nicht überschritten werden. Die Hand des Personals gilt auch dort als der wichtigste Infektionsweg, weshalb im Rahmen des Hygieneprogramms der laufenden Händewaschung bzw. -desinfektion (hier meist mit hexachlorophenhaltiger Seife) ganz besondere Bedeutung zugemessen wird. Beim Personal von *Operations- und Kreißsaal* darf die Hand sogar nicht mehr als *0 bis 2 Kolonien pro Fingerkuppe* zeigen. Auf dem Fußboden des bakteriologischen Laboratoriums werden beim Abklatschen mit der „Rodac-plate-technique", die der Agarflexkontaktkultur-Methode von KANZ [4] sehr ähnlich ist, 0–7 Kolonien in einer 4-Quadratzoll-großen Fläche als Normwert angegeben. Die Luftkeimzahl soll hier 0–4 Kolonien auf einer 10 Minuten lang exponierten Blutagarplatte nicht übersteigen. Im Bereich der *Küche* sollen Tische während der Speisenbereitung nicht mehr als 20 Kolonien nach der Rodac-plate-technique aufweisen. Ähnliche *Standards* in Form von festgelegten Grenzwerten sollte man bei Verwendung einer einheitlichen Standarduntersuchungsmethode auch in unseren Krankenhäusern einführen, weil nur damit eine vergleichende Untersuchung, Beurteilung und Steuerung des Hygienestatus der Krankenhäuser möglich ist.

Desinfektion

Vorbemerkungen

Desinfizieren heißt nach DAB 6 „einen Gegenstand in den Zustand versetzen, daß er nicht mehr infizieren kann". Im DAB 7 ist das Wort „Gegenstand" durch „totes oder lebendes Material" ersetzt worden (S. 18). Damit ist klar zum Ausdruck gebracht, daß es darum geht, die *pathogenen* Keime zu vernichten, was wiederum der schon bald 50 Jahre alten Definition von HAILER [13] entspricht, „einem Stoff seine infektiöse Eigenschaft entziehen, d. h., ihn der Krankheitsübertragung unfähig machen".

In den USA, England und in mehreren anderen Ländern gilt seit 1950 als offizielle Definition: "Disinfection-killing of pathogenic agents by chemical or physical means directly applied." Damit kommt gleichzeitig zum Ausdruck, daß die Desinfektion sowohl auf chemischem wie auf physikalischem Wege möglich ist.

Für den oft gemachten Versuch, statt „Desinfektion" die deutsche Bezeichnung *„Entseuchung"* einzusetzen, besteht kein Anlaß, da einerseits der Begriff Desinfektion völlig klar ist, während das Wort Entseuchung jedenfalls im Bereich des Krankenhauses eher zu Mißverständnissen führen kann. Wie soll z. B. Pflegepersonal, auf dessen Schultern die Hauptlast bei der Hospitalismusbekämpfung und damit der Infektionsverhütung liegt, schon allein begrifflich durch das Wort „Entseuchung" dazu angeregt werden, entsprechende Bekämpfungsmaßnahmen durchzuführen; denn weder Staphylokokken noch Ps. pyocyanea oder Klebsiellen, vielleicht noch Dyspepsie-Koli als Erreger der Säuglings-Enteritis, werden bei diesem Personenkreis als Seuchenerreger imponieren, und sie sind es schließlich ja auch nicht. Sie sind Hospitalkeime, die Wundinfektionen und damit Hospitalismus auslösen können. Darauf liegt aber einzig und allein der Schwerpunkt im Krankenhaus. Die klassischen Infektionserreger spielen bestenfalls in der *Infektionsabteilung* eine Rolle, in der auch zur Durchführung der Desinfektionsmaßnahmen ein ausgebildeter Desinfektor bzw. entsprechend geschulte Schwestern eingesetzt werden sollten. Die hierbei zu verwendenden Desinfektionsmittel und -verfahren sind in einer eigenen Liste des Bundesgesundheitsamtes (BGA) 4. Ausgabe vom 1. Januar 1969 [14] zusammengestellt, die auch für andere behördlich angeordnete Entseuchungen (hier ist der Ausdruck angebracht) verbindlich ist.

Grenzen der Desinfektion

Oft herrschen noch sehr verworrene Vorstellungen über die Frage, für welche Gegenstände und Materialien eine Desinfektion zuständig und ausreichend ist und wo die Sterilisation einsetzen muß. Im Grunde genommen ist die Grenze zwischen Desinfektion und Sterilisation ganz klar zu ziehen und einfach zu formulieren. Sterilisation ist für alles erforderlich, was in irgendeiner Weise mit der Blutbahn in Berührung kommt. Für alles andere ist die *Desinfektion* ausreichend. Wenn man von „Betten-Sterilisation", von einer Sterilisation der Uringefäße oder von einem Milchflaschen-Sterilisator in einer Kinderklinik spricht, dann zeigt das nur, daß der Aufgabenbereich der Desinfektion falsch verstanden wurde. Wenn trotzdem für die genannten überflüssigen Sterilisationen mit dem Wort *Sicherheit* argumentiert wird, dann interpretiert dies auf der anderen Seite nur Zweifel an der Wirkung der Desinfektionsmaßnahmen, die aber bei richtiger Anwendung völlig unbegründet sind. Jedes Zuviel ist auch im hygienischen Bereich mit Nachteilen verbunden, die durch Schädigung des Materials und durch an sich schon höhere Kosten sich irgendwann im Krankenhaus-Etat bemerkbar machen werden.

Ein gutes Beispiel für die Grenze zwischen Desinfektion und Sterilisation ist das *Instrumentarium in der zahnärztlichen Praxis.* Mundspiegel, Sonden; Spatel usw., die für die übliche Untersuchung verwendet werden, müssen nur desinfiziert, d. h. von den pathogenen Keimen, die von den vorausgehenden Patienten daran haften können, befreit werden. Steril dagegen muß das Instrumentarium für die Wurzelbehandlung sein, da dieses mit der Blutbahn in Berührung kommt. Selbstverständlich wird auch alles, was operativ verwendet wird, sterilisiert werden müssen.

Die Urinflaschen können bei richtiger Dampfdesinfektion mit Sicherheit so behandelt werden, daß sie nicht mehr infizieren können, ohne daß dafür eine Sterilisation nötig wäre. Die Dampfdesinfektion muß aber wirksam sein, d. h. sie muß richtig durchgeführt werden.

Um zu den hier bestehenden *Desinfektionsmöglichkeiten, -aufgaben* und *-formen* eine Übersicht zu geben, sollen im folgenden diese Punkte getrennt besprochen und an Hand entsprechender Schemata (Abb. 7–9) erläutert werden.

Übersicht der Desinfektionsmöglichkeiten (Abb. 8)

Aus Abbildung 6, in der die Desinfektion im Rahmen aller Entkeimungsmöglichkeiten dargestellt wurde, ist zu ersehen, daß zwei Faktoren, die *Temperatur* für die thermische Desinfektion und die verschiedenen Konzentrationen von *Desinfektionsmitteln* für die chemische Desinfektion, von entscheidender Bedeutung sind. Dazu kommt noch als dritter wesentlicher Faktor die *Zeit* als die Einwirkungszeit sowohl bei der thermischen Desinfektion bei verschiedenen Temperaturgraden wie auch bei der chemischen Desinfektion bei verschiedenen Desinfektionsmittelkonzentrationen. Die Zuordnung dieser drei wesentlichen Faktoren zeigt Abbildung 7. In der Praxis wird man bestrebt sein, die Zeiten je nach dem zu desinfizierenden Objekt möglichst kurz zu halten, sie zumindest so zu wählen, daß keine unnötige Belastung oder gar Störung des Krankenhausbetriebes entsteht.

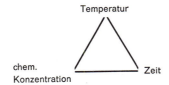

Abb. 7. Die entscheidenden Faktoren für eine wirksame Desinfektion.

Für eine *Händedesinfektion* ist eine möglichst *kurze* Einwirkungszeit sehr wesentlich, so daß für die *hygienische* Händedesinfektion 1 Minute Einwirkungszeit ausreichend sein muß, während man für die hinsichtlich der Keimentfernung anspruchsvollere *chirurgische* Händedesinfektion insgesamt 5 Minuten einplant.

Auch die *Instrumentendesinfektion* soll auf *chemischem* Weg durch Einlegen in Desinfektionslösungen und auf *thermischem* Weg durch Kochen in der Regel 20 bis 30 Minuten nicht übersteigen. Bei der Flächendesinfektion, bei der z. B. im Bereich des Fußbodens das Desinfektionsmittel bis zur Antrocknung verbleibt, stehen somit als für die Wirkung erforderliche Einwirkungszeit sogar mehrere Stunden zur Verfügung.

Bei der *Dampfdesinfektion*, z. B. von Matratzen und Decken, sind durch die modernen VDV (Vakuum-Dampf-Vakuum)-Verfahren nur noch relativ kurze Einwirkungszeiten von etwa ½ Stunde als Gesamtzeit erforderlich, was für den rationellen Ablauf eines Krankenhausbetriebes durchaus noch hingenommen werden kann.

Abbildung 8 gibt schematisch einen Überblick über *alle* Desinfektionsmöglichkeiten. Hervorgehoben wurden dabei allerdings die Möglichkeiten, die in einem chirurgischen Krankenhausbetrieb prinzipiell zur Anwendung kommen können.

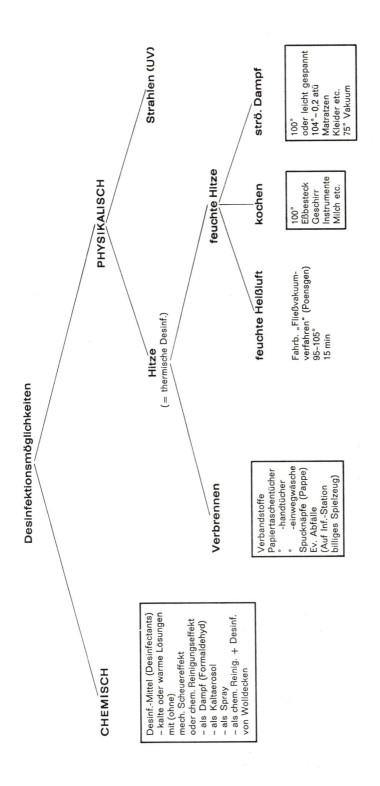

Abb. 8. Desinfektionsmöglichkeiten.

Physikalische Desinfektionsmöglichkeiten

Die physikalische Desinfektion erfolgt einerseits über die *Hitze*wirkung (thermische Desinfektion) sowie über die Einwirkung von *Strahlen* (UV-Bestrahlung).

Thermische Desinfektion

Verbrennen

An sich ist das Verbrennen seiner Wirkung nach eine Sterilisation, in seiner Aufgabe aber ist es eine Desinfektion. Über das bisher schon weithin praktizierte Verbrennen von Verbandstoffen, von eventuellen Abfällen (nicht Flüssigkeiten, da Explosionsgefahr!) hinaus nimmt mit der Zunahme der *Einwegmaterialien* (Papiertaschentücher, -handtücher, -einwegwäsche, aber auch Spucknäpfe aus Pappe) dieses Verfahren einen immer größeren Raum ein. Auf Infektionsstationen wird man billiges Spielzeug besser verbrennen als auf anderen Wegen zu desinfizieren versuchen.

Feuchte Hitze

Die entscheidende physikalische Desinfektionswirkung erfolgt durch feuchte Hitze in Form der feuchten Heißluft (selten angewandt), durch Kochen (wichtigste Desinfektionsform) und durch strömenden Dampf (vorwiegend für Matratzen und Decken).

a) Feuchte Heißluft

Eine relativ neue Methode stellt das DB-Fließvakuum-Verfahren der Firma Poensgen dar. Es kann für die Desinfektion von Matratzen u. dgl. verwendet werden und bewirkt eine schonende Desinfektion bei einer Einwirkungszeit von 15 Minuten. Die Temperatur der feuchten Heißluft ist 95 bis 105°C. Der Vorteil ist, daß es sich hier um ein automatisch gesteuertes Desinfektionsverfahren handelt, mit einer *fahrbaren* Desinfektionskammer, die im Patientenzimmer mit entsprechendem Desinfektionsgut (Matratzen, Decken etc.) gefüllt und dann geschlossen an die Zapfstelle gefahren werden kann.

Mit demselben Verfahren kann auch eine Desinfektion mittels *Formaldehyd-Wasserdampf* in noch schonenderer Weise bei *65°C* durchgeführt werden. Die Einwirkungszeit beträgt hier 100 Minuten.

Über dieses Verfahren liegen noch wenig Erfahrungen vor.

b) Kochen (siedendes Wasser)

Kochendes Wasser bewirkt eine Desinfektion, aber *keine Sterilisation*. Nur durch Zusatz bestimmter chemischer Desinfektionsmittel kann auch eine Sterilisation auf diesem Weg erreicht werden, was allerdings immer ein Notbehelf bleiben wird. Durch Kochen können desinfiziert werden Eßbestecke, Eßgeschirr, aber auch Instrumente. Das Problem ist dabei nur, daß Eiweiß bei der hohen Temperatur koaguliert und danach schwerer als vorher zu entfernen ist, so daß es zweckmäßig ist, durch Einlegen des Desinfektionsgutes in kaltes Wasser mit einem Zusatz von Detergentien für eine Schmutzentfernung während des Aufheizprozesses zu sorgen. Das Problem ist hier im Prinzip das gleiche wie bei den Geschirrspülmaschinen, bei welchen zunächst bei kühler Temperatur mittels chemischer (Detergentien) und mechanischer Wirkung die Schmutzentfernung besorgt und danach erst die hohe Temperatur zum Zwecke der Desinfektion nachfolgt.

Ein Sodazusatz von 1 bis 2% wirkt sich günstig auf die Härte des Kochwassers aus, stellt einen gewissen Korrosionsschutz dar und schont die Schneiden der Instrumente. Eine Sterilisationswirkung wird allerdings durch Sodazusatz allein nicht erreicht. Der beste Rostschutz wird durch einen Zusatz von 0,5% Natriumnitrit erreicht. Eine Kochzeit von 10 bis 15 Minuten ist zum Zwecke der Desinfektion bei Geschirr, Bestecken und Instrumenten völlig ausreichend. Bei Wäsche wird man die Zeit auf 30 Minuten ausdehnen.

Die *Instrumentendesinfektion* hat eine größere Bedeutung, als in der Regel angenommen wird. Jedes Instrumentarium (Spritzen, Kanülen, Skalpelle, Schnepper u. a.) muß als potentiell infiziert angesehen werden. Der weitaus größte Prozentsatz der *Hepatitis infectiosa* bei ärztlichen Berufen sowie bei Pflege- und Laborpersonal ist durch Umgang mit infiziertem Instrumentarium entstanden. Auch beim Verbandwechsel werden die dabei verwendeten Instrumente mit den jeweiligen Wundinfektionserregern infiziert sein.

Auch bei Blasenspülungen werden Spritzen und Nierenschale eine hohe mikrobielle Kontamination erhalten. Die generelle Regel ist: *Jedes gebrauchte Instrumentarium*, ganz gleich, ob es aus dem OP, aus der Vorbereitung (Anästhesiologie), von den Stationen oder aus der Ambulanz kommt, muß *vor* einer manuell durchzuführenden mechanischen Reinigung desinfiziert werden, d. h. in den Zustand versetzt werden, daß es nicht mehr weiter infizieren kann. Dies wird in der Regel auf *chemischem* Weg (s. Desinfektionsformen) durch Einlegen in entsprechende Desinfektionslösungen geschehen, kann aber auch auf physikalischem Weg über die *Kochtemperatur* erreicht werden.

c) Strömender Dampf von 100 bis 105° C bzw. 75° C

Die Dampfdesinfektion stellt heute die wesentliche Form der zentralen *Bettendesinfektion* dar, wobei *Matratzen* und *Decken* die häufigsten Objekte sind. Die Dampfdesinfektion hat eine gute Tiefenwirkung, so daß auch Keime innerhalb der Matratzen dadurch abgetötet werden. Während früher strömender gesättigter Wasserdampf von 100°C zur Anwendung kam, wird heute generell die Dampfdesinfektion mit leicht gespanntem Dampf von 105°C zwecks besserer Tiefenwirkung und vor allen Dingen hinsichtlich gelegentlich vorkommenden milzbrandhaltigen Materials praktiziert. In der Liste des Bundesgesundheitsamtes für die geprüften anerkannten Desinfektionsmittel und -verfahren vom 1.1.69 [14] werden hierfür eine Reihe von Verfahren angegeben, wobei allen Verfahren gemeinsam ist, daß die so wichtige Luftentfernung mittels *Vakuumpumpen* erfolgt. Im wesentlichen kommen heute das HVDH- und das VDV-Verfahren zur Anwendung (H = Heißluft, V = Vakuum, D = Dampf).

H-V-D-H-Verfahren: Hier werden das Desinfektionsgut und die Apparatur durch bewegte Heißluft (H) von 120–130°C vorgewärmt, dann nach dem Evakuieren (V) mit Dampf (D) von 105°C (0,15 atü) behandelt und schließlich durch Heißluft (H) nachgetrocknet.

V-D-V-Verfahren: Hier wird erst evakuiert, dann Dampf von 75°C oder auch von 105°C in die Kammer gegeben. Der Vorgang (Vakuum-Dampf) wird mehrfach wiederholt. Nach der Desinfektionszeit wird das Gut erneut durch Evakuieren (V) getrocknet. Die Desinfektionszeit dauert bei einem Dampf von 105°C 5–8 Minuten, bei 75°C 20 Minuten.

Vorteil ist, daß bei *75°C* auch eine schonende Desinfektion von empfindlichem Material (Kunstschaumstoffmatratzen) möglich ist.

Wichtig! Auch leichtgespannter Dampf von 105°C ist für die Sterilisation *nicht* ausreichend.

Die *thermischen Waschverfahren* sind wegen des praktischen Zusammenhanges bei chemischen Desinfektionswaschverfahren (S. 44) aufgeführt.

Strahlen-Desinfektion

Über die Luftentkeimung durch *UV-Strahlen* wurde bereits eingangs im Kapitel der Maßnahmen innerhalb des Operationstraktes berichtet. Die bakterizide Wirksamkeit der UV-Strahlen liegt im Wellenbereich von 2100 bis 3300 Å (210 bis 330 nm) mit einem Optimum bei 254 nm. Die keimtötende Wirkung beruht hauptsächlich auf der Absorption der Energie im Eiweißkörper, wodurch eine Schädigung des Gen- und Vermehrungsapparates der Keime bewirkt wird. Interessanterweise liegt das Maximum der Eiweißabsorption gerade im Bereich der Strahlung bei 254 nm.

Die *Bestrahlungsdosis* ist die auf eine Fläche auftreffende Strahlungsenergie multipliziert mit der Bestrahlungszeit. Die Letaldosis für verschiedene Mikroorganismen ist bei pathogenen Keimen in etwa gleich. Bei Schimmelpilzen, vielleicht durch den hier vorhandenen Farbstoff (Lichtschutz), liegt sie um etwa das Fünffache höher. Bei Viren soll gar eine zehnfache Dosis erforderlich sein. An sich ist die tatsächliche Wirkung eine Trefferfrage, weshalb man den an Partikeln haftenden Keimen durch turbulente Luftströmung die Gelegenheit geben sollte, getroffen zu werden. Gegen UV-Strahlen resistente Bakterienstämme gibt es nicht; insofern ist die Wirkung auch gleichbleibend.

Chemische Desinfektionsmöglichkeiten

Chemische Desinfektionsmittel (disinfectants) sind chemisch definierte Substanzen oder Substanzmischungen, die nach kurzen Einwirkungszeiten äußerlich anhaftende Krankheitserreger abtöten.

Nach den Normen der angewandten Hygiene sind an ein gutes Desinfektionsmittel folgende *Forderungen* zu stellen:

1. Bakterizide Wirksamkeit
   a) gleichmäßig gegen *alle* pathogenen Keime
   b) unter den verschiedensten Bedingungen
2. Keine Giftigkeit der Gebrauchslösung
3. Keine Reizwirkung auf menschliche Haut und Schleimhäute in Gebrauchslösung
4. Keine Schädigung von Metallen und Textilien
5. Keine unangenehmen Geruchseigenschaften
6. Gute Benetzungsfähigkeit und Reinigungskraft
7. Klare Lösung in allen üblichen Gebrauchswässern.
   Da die Wirkung eines Desinfektionsmittels von verschiedenen Faktoren abhängig ist, gibt KRUSE für ihre Anwendung folgende Faustregeln an: Die Desinfektionswirkung ist abhängig von
   Temperatur bzw. Konzentration des Mittels
   Einwirkungszeit
   Zahl der Bakterien
   Durchdringungsfähigkeit des Desinfektionsmittels (Tiefenwirkung)
   Durchdringungsmöglichkeit des Desinfektionsgutes.
   Nun kann man in der Praxis keinem Pflegepersonal zumuten und auch von der für die Bestellung verantwortlichen Verwaltungsseite nicht erwarten, daß sie vor Durchführung einer Desinfektionshandlung alle Gegebenheiten prüfen oder sie auch nur ins Auge fassen. Das ist ausschließlich Sache der einschlägigen chemischen Industrie.

Damit aber auch Ärzte, Personal und Verwaltung eines Krankenhauses sich bei der *Wahl geeigneter Desinfektionsmittel* nicht den Kopf zerbrechen müssen, werden in Deutschland die chemischen Desinfektionsmittel nach den „*Richtlinien der Deutschen Gesellschaft für Hygiene und Mikrobiologie (DGHM)*" den strengsten Prüfbedingungen unterzogen. Erst wenn sie die darin verankerten Bedingungen im Prüfverfahren erfüllt haben und mindestens von zwei Gutachtern als wirksam befunden wurden, entscheidet die DGHM im Rahmen eines Desinfektionsmittelausschusses über die Aufnahme des Präparates in die „Liste der nach den Richtlinien für die Prüfung chemischer Desinfektionsmittel geprüften und von der DGHM als wirksam befundenen Desinfektionsmittel".

Die derzeit gültige *III. Liste* (Stand 1. März 1966) mit drei Nachträgen zeigt nach einer textlichen Einleitung auf der ersten Seite unter A die „Zubereitungen des DAB und chemisch einheitliche Desinfektionsmittel". Von der nächsten Seite an werden unter „B: *Handelspräparate*" alphabetisch die verschiedenen Präparate aufgeführt, und zwar nebeneinander der Name des Präparates, der Hersteller, der Wirkstoff, die Eignung für die Händedesinfektion (hygienisch und chirurgisch), für Wäschedesinfektion und für Flächendesinfektion, wobei letztere wiederum aufgeteilt ist in „bei übertragbaren Krankheiten" und „bei Staphylokokkenhospitalismus" (s. Tabelle 2).

Die übrigen erwähnten Verwendungen (bei Tbc, Hautpilzen und Stuhl) sind für den Chirurgen primär uninteressant.

Die Liste bringt dann auf zehn Seiten einschl. der drei Nachträge (dritter Nachtrag November 1968) die bisher geprüften und als wirksam befundenen Handelspräparate, aus denen die „Verbraucher", zu denen auch die Krankenhäuser zu rechnen sind, nach Belieben wählen können. Sie alle haben die strengen Forderungen der Prüfung erfüllt und sind deshalb auch in dem jeweiligen Anwendungsbereich wirksam. Eine weitere Unterscheidung zwischen den einzelnen Desinfektionsmitteln ist an dieser Stelle deshalb überflüssig.

Die früher übliche Einteilung der verschiedenartigen Desinfektionsmittel in drei Gruppen wie Grob-Desinfektionsmittel, Raumdesinfektionsmittel und Feindesinfektionsmittel ist heute vor allen Dingen im Krankenhausbereich hinfällig, wird aber von Herstellern oft noch angeboten:

I. *Grob-Desinfektionsmittel,* die bei reichlichem Vorhandensein von organischen und anorganischen Stoffen zur Anwendung kommen (größere Räume, Lager, Abortgruben, Müll, Höfe, Wagen etc.).

II. *Raumdesinfektionsmittel,* die nur den Krankenraum und dessen Nebenräume betreffen (Einrichtungs- und Gebrauchsgegenstände, aber auch Aus- und Abscheidungen der Patienten).

III. *Feindesinfektionsmittel,* die eine gute Desinfektionskraft besitzen müssen, nicht unangenehm riechen sollen, vor allen Dingen aber nicht schädigend sein dürfen (Hände, Körper, Instrumente, Feinwäsche, Kleider, Pelze, Hüte etc.).

In der Praxis aber wird man an der Tatsache nicht vorbeigehen können, daß der Einsatz von Desinfektionsmitteln auch von der Warte der *Krankenhausverwaltung* aus gesehen werden muß. Selbstverständlich kostet Desinfektion Geld. Ganz abgesehen von der Infektionsstation aber macht sich das leicht bezahlt, wenn man die aufgrund gezielter Desinfektion statistisch nachgewiesenen Rückgänge von Sekundärheilungen in Betracht zieht. Die dadurch gegebene kürzere Liegezeit, die Verhinderung neuer Infektionsquellen, die ihrerseits wieder neue Desinfektionsmaßnahmen nötig machen, und schließlich das eingesparte, den Patienten selbst betreffende Risiko bringen letzten Endes keine Mehrbelastung für ein Krankenhaus mit sich, sondern im Gegenteil. Dennoch wird es niemand einfallen, Fußböden oder Badewannen mit einem teuren Händedesinfektionsmittel desinfizieren zu wollen. Hier muß vernünftig kalkuliert und aus der Liste der DGHM ausgewählt werden. In diesem Zusammenhang darf darauf verwiesen werden, daß in der Liste unter A die Zubereitung nach DAB und die chemisch einheitlichen Desinfektionsmittel wie Formalin und Alkohol immer noch zu den wirksamsten Desinfektionsmitteln zählen. Auch Chlorpräparate sind billig und sehr wirksam und werden viel in angelsächsischen Ländern, aber auch in der UdSSR angewandt.

Tabelle 2. III. Liste der nach den „Richtlinien für die Prüfung chemischer Desinfektionsmittel" geprüften und von der Deutschen Gesellschaft für Hygiene und Mikrobiologie als wirksam befundenen Desinfektionsmittel. Stand: 1. März 1966 (Nachträge bzw. Ergänzungen sind beabsichtigt)

A) Zubereitungen des Deutschen Arzneibuches und chemisch einheitliche Desinfektionsmittel

Name	Händedesinfektion hygienische*	Händedesinfektion chirurgische	Wäschedesinfektion, auch bei Tuberkulose	Flächendesinfektion bei übertragbaren Krankheiten, außer Tuberkulose	Flächendesinfektion** bei Staphylokokken (Hospitalismus)	Sputumdesinfektion bei Tuberkulose	Stuhldesinfektion außer Tbc	Flächendesinfektion bei Hautpilzerkrankungen	Flächendesinfektion bei Tbc
Chlorkalkmilch									
Formalin			3% — 4h 1,5% — 12h	10%	3%			3%	3%
Kalkmilch 20%							20% — 6h (2 Teile Kalkmilch – 1 Teil Stuhl)		
Kresolseifenlösung			2% — 4h 1% — 12h	5%					5%
Phenol (Karbolsäure)			2% — 4h 1% — 12h						3%
Sublimat	0,1% — 2 min								
Quecksilberoxycyanat	0,5% — 2 min								
Äthylalkohol	70% — 1 min	80% — 5 min							
Isopropylalkohol	60% — 1 min	70% — 5 min							
n-Propylalkohol	50% — 1 min	60% — 5 min							

* Präparate auf der Basis chlorierter Phenole, die in 2%iger Konzentration zur Händedesinfektion angeführt sind, können zu Hautreizungen führen.
** Die angegebenen Konzentrationen gelten für eine Einwirkungszeit von 4 bis 6 Stunden und sichern den in den „Richtlinien für die Prüfung chemischer Desinfektionsmittel" festgelegten Desinfektionserfolg bei einmaliger Anwendung.

Bei der Phenolresistenz der Staphylokokken an der Fläche sind für die Bekämpfung des Staphylokokkenhospitalismus höhere Konzentrationen von mindestens 5% erforderlich, die erfahrungsgemäß zu Schäden führen können. Bei einzelnen besonders hochwertigen Präparaten auf phenolischer Basis wird eine 2-3%ige Lösung als ausreichend angesehen.

B) Handelspräparate

Name	Hersteller	Wirkstofftyp	Händedesinfektion Hyg. Wirksamkeit geprüft nach 1 Min. 2 Min.	Händedesinfektion Chir.	Wäschedesinfektion auch bei Tbc	Flächendesinfektion bei übertragbaren Krankheiten (außer Tbc)	Flächendesinfektion bei Staph.-Hospitalismus	Flächendesinfektion bei Tbc	Flächendesinfektion bei Hautpilzerkrankung	Sputumdesinfektion bei Tbc	Stuhldesinfektion	Allgemeine Bemerkungen
Qdf-Seife®	Pharmagena Hausen u. Offenbach	quartäre Ammoniumsalze	konz.									flüssig
Quartamon®	Schülke & Mayr Hamburg	quartäre Ammoniumverbindung	2%									
Rapidosept®	Bayer Leverkusen	Dichlorbenzylalkohol und Glykolderivat	3 ml	2 × 5 ml 5 min								
Rutisept®	Rhein-Pharma Arzneimittel GmbH Heidelberg	Isopropanol	3 ml	2 × 5 ml 5 min								
Sagrotan®	Schülke & Mayr Hamburg	alkylierte, arylierte, aralkylierte und halog. Phenole	2%		4 %– 4h 1,5%–12h	2 %	4–5%		1,5%			
Satinazid®	Heinrich Mack Nachf. Illertissen	Propylalkohol	3 ml	2 × 5 ml 5 min								
Septanin	A. Schür Breyell/Rhld.	Chlorkresol, Chlorxylenol und Formaldehyd			4 %– 4h 1,5%–12h	1,5%	3%		2 %			
Septikal®	Schülke & Mayr Hamburg	n-Propanol und kationenaktive Stickstoffverbindung	3 ml	2 × 5 ml 5 min								
Skinsept®	Desowag-Chemie GmbH Düsseldorf	Alkohole, Adamantan-Derivat	3–5 ml	2 × 5 ml 5 min								
Spitacid®	Desowag-Chemie Düsseldorf	Alkohole, Glykolderivat	3 ml	2 × 5 ml 5 min								
Sterillium®	Dr. Bode & Co. Hamburg-Stellingen	Isopropanol und n-Propanol	3 ml	2 × 5 ml 5 min								
Tb-Lysoform®	Lysoform Berlin u. Weilburg	arylierte Phenole			2 %– 4h 1 %–12h	1,5%	3%			5%–4h	5%–6h	
Tego 103 G®	Goldschmidt Essen	Ampho-Tensid			2 %–12h	2 %	5%		2 %			

Für die *Tuberkulose* wurden vom Deutschen Zentralkomitee zur Bekämpfung der Tuberkulose [15] „Desinfektionsmaßnahmen bei Tuberkulose" herausgegeben, wobei eigene Gebrauchsanweisungen für die laufende Desinfektion am Krankenbett und für die Schlußdesinfektion bei Tuberkulose enthalten sind. Für die *Händedesinfektion* bei Tbc können nur *Alkohole* (Abschnitt A der Liste) oder *alkoholische Präparate* (Abschnitt B der Liste) verwendet werden, wobei eine Einwirkungszeit von 5 Minuten eingehalten werden muß. Auch bei *Laboratoriums-Kontaminationen* ist wegen der hier anfallenden hohen Keimzahl eine Ausdehnung der Händedesinfektion auf fünf Minuten erforderlich. Für die *Viruzidie* gibt es noch keine einheitlichen Prüfverfahren, weshalb auch viruzide Mittel in der Liste nicht enthalten sind. Nach Untersuchungen des Robert-Koch-Institutes aber gelten *Formaldehyd, Formaldehydpräparate* und *Chloramin* in den in der Liste des Bundesgesundheitsamtes [14] angegebenen Gebrauchsverdünnungen als wirksam gegen *Poliovirus* und gegen *Vakzine-Virus*. Für die *Wäsche-* und *Scheuerdesinfektion* bei *Hepatitis epidemica* gilt *Formaldehyd* als Mittel der Wahl. Nach HEICKEN [16] bietet es aufgrund seiner Reaktionsfähigkeit mit Proteinen und Nukleinsäure „die größtmögliche Gewähr, daß es auch gegenüber Erregern von Infektionskrankheiten wirksam ist, deren Ätiologie und biochemisches Verhalten noch ungeklärt sind."

Die auf Abbildung 8 unter 1. *Chemische* Desinfektion erwähnten *kalten* oder *warmen* Lösungen sollen darauf hinweisen, daß chemische Desinfektionsmittel bei erhöhter Temperatur einen viel stärkeren Desinfektionseffekt erzielen lassen. Praktisch wird das aber nur in seltenen Fällen ausgenützt werden können, bestenfalls bei einer akut eintretenden Desinfektionsmittelknappheit, so daß für eine kurzfristige Überbrückung etwas schwächere Lösungen mit erhöhter Temperatur eine Notlösung sein können.

Die weitere Erwähnung „mit und ohne mechanischen Scheuereffekt oder chemischen Reinigungseffekt" soll daran erinnern, daß für die Desinfektion organisch stark verschmutzter Materialien, z.B. Katheter, die mit Schleim oder Blut angefüllt sein können, der *gleichzeitige chemische Reinigungseffekt* von wesentlicher Bedeutung sein kann (über die Desinfektion der Katheter siehe S. 51).

Die Erwähnung als *Dampf* betrifft nur die Formaldehydverdampfung im Rahmen der „Schlußdesinfektion", die in Krankenhäusern außer auf der Infektionsstation praktisch kaum angewandt wird und bei guter laufender Desinfektion auch nicht angewandt werden muß.

Als *Kaltaerosol*, für dessen Erzeugung am besten Zerstäubungszentrifugen verwendet werden, wird vor allen Dingen wieder Formalin zur Anwendung kommen, das sowohl für die „Schlußdesinfektion" kleiner Räume oder für Krankenwagen mit Erfolg angewandt wird wie auch für die oberflächliche Desinfektion von Matratzen in einem kleinen geschlossenen Raum eine gute Desinfektionsform darstellt [4].

Als *Spray* können praktisch alle *Flächen*-Desinfektionsmittel zur Anwendung kommen, da durch einen gezielten Spray die Flächen gleichmäßig gut benetzt werden können. Damit ist praktisch die frühere „Scheuer- oder Wischdesinfektion" durch das handlichere, vor allen Dingen aber schnellere Sprühverfahren abgelöst worden. (Auf geeignete Spraygeräte wird bei Besprechung der *Desinfektionsformen*, S. 42, eingegangen werden.)

Die *Chemisch-Reinigung* und *Desinfektion* (Trockenreinigung) betrifft vor allen Dingen *Wolldecken,* die ja ähnlich den Matratzen zu mitunter starken Keimverschleppern gehören können. Wo sie – vorausgesetzt daß entsprechende Maschinen vorhanden sind – möglich ist, sollten in einem gewissen Rhythmus alle Wolldecken eines Krankenhauses dieser Prozedur unterzogen werden.

Die Desinfektionsaufgaben

Wir unterscheiden zwei verschiedene Desinfektionsaufgaben: die *laufende* und die *Schlußdesinfektion* (Abb. 9).

Diese beiden Begriffe werden weder innerhalb der Desinfektionsmöglichkeiten unterschieden noch kommen sie unter den verschiedenartigen Anwendungsformen zum Ausdruck, sondern stellen ganz bestimmte *Aufgaben* dar.

Zur Charakterisierung dieser beiden Aufgaben sind die beiden Worte „laufende" und „Schluß" dem Wort „Desinfektion" voranzusetzen.

Laufende Desinfektion

Der Begriff entspricht der früheren „Desinfektion am Krankenbett" und bringt durch das Wort „laufend" zum Ausdruck, daß es hier darum geht, die laufend, also kontinuierlich von der Infektionsquelle (Patient) ausgeschiedenen Infektionserreger ebenso laufend, d. h. so schnell wie möglich zu vernichten (Abb. 9).

Sicher spielt bei dieser Betrachtungsweise auch die *Aktivität* der Infektionsquelle eine Rolle. Stark keimausscheidende Patienten – am Grad der Eitersekretion in der Regel auch erkannt – zeigten auch, wie wir bei unseren Untersuchungen immer wieder feststellen konnten, oft um Zehnerpotenzen höhere Keimbesiedlungen auf den mit den Patienten in Kontakt kommenden Gegenständen (Bettwäsche, Griff über dem Bett, Mobiliar), aber auch beim Personal. Die daraus resultierenden intensiven Desinfektionsmaßnahmen werden bei solchen suspekten Fällen auch meist richtig praktiziert. So haben wir, wie bereits erwähnt, bei Untersuchungen in septischen Stationen und im septischen OP immer wesentlich weniger Staphylokokken gefunden als auf den operativen Stationen oder Wochenstationen, die ja a priori aseptisch wären.

Praktisch sind für die tatsächliche Keimverschleppung die Bagatellinfektionen oder Infektionen, denen man den Grad der Keimausscheidung nicht ansieht, wesentlich gefährlicher, da sie, oft nicht als Infektionsquelle erkannt oder anerkannt, über die verschiedensten Infektionswege die Keime verbreiten.

Auch der Begriff „Desinfektion am Krankenbett", der aus der Seuchenbekämpfung stammt und für die hier erforderliche laufende Desinfektion verwendet wird, bringt ein damit verfolgtes weiteres Ziel zum Ausdruck. Neben der schnellen und möglichst häufigen Durchführung der Desinfektionsmaßnahmen sollen diese auch möglichst *nahe* an der Infektionsquelle, nämlich am Krankenbett erfolgen, um damit möglichst frühzeitig die Keimverbreitung zu unterbinden.

Für die Infektionsverhütung im Krankenhaus, speziell im chirurgischen Bereich, stellen die *laufende* Desinfektion und deren *gezielte* Anwendung die wichtigsten Attribute dar, die für den Erfolg des gesamten Hygieneprogramms von entscheidender Bedeutung sind. Die gezielte Anwendung setzt aber voraus, daß man das *Ziel* kennt, sowohl qualitativ hinsichtlich der Keimart wie quantitativ hinsichtlich der Zahl der von hier ausgehenden Keimverschleppungen. Um die verschiedenartigen Infektionswege ausfindig machen und dadurch die Ziele charakterisieren zu können, führen wir seit über 10 Jahren systematische Abklatschuntersuchungen zur Erfassung der *Kontaktwege* und entsprechende Untersuchungen über die Verbreitung auf dem Luftweg durch [4, 8]. Durch die bis jetzt in Kliniken allein durchgeführten ca. 7000 Abklatschuntersuchungen hat sich zweifellos ein gültiges Bild ergeben, wo die Haupt- und Nebenstraßen der Keimverbreitung laufen. Trotzdem entdecken wir immer wieder neue noch nicht beachtete, latente Infektionswege, die eine laufende Korrektur bzw. Ergänzung der Maßnahmen notwendig machen.

Ist ein Verschleppungsweg als solcher erkannt, dann – und damit gebe ich den Tenor der internationalen Literatur wieder – muß er auch konsequent in das Desinfektionsprogramm einbezogen werden. Denn Hospitalismusbekämpfung ist eine Frage der *Konsequenz*. Wichtig für die gezielte laufende Desinfektion ist die Einstellung des Personals insofern, als die bezüglich des Hospitalkeims verschiedene Infektionsquelle (Wunde, Urogenitaltrakt usw.) als der Ausgangspunkt für die Weiterverschleppung angesehen werden muß.

Daß in einem Fall der die Wunde abdeckende Verband, im anderen Fall etwa die den Urin aufsaugenden Textilien, auch die Urinflasche bei der Dauerkatheterisierung oder bei der Langzeitbeatmung die Umgebung der Trachealkanüle jeweils die höchstinfektiösen „Gegenstände" darstellen werden, ist ja jedem verständlich. Gleichzeitig muß aber auch der Weg, den diese „Gegenstände" bei der Visite, bei der Behandlung oder auch schon bei der Pflege gehen, streng unter Kontrolle gehalten werden, so lange, bis sie nicht mehr infizieren können. Für die weiteren Gegenstände eines Patientenzimmers wird der Grad der Keimbesiedlung ganz davon abhängen, wie stark diese entweder durch den *direkten* Kontakt mit dem Patienten oder aber auch auf dem *indirekten* Weg über das Pflegepersonal (auch Besucher spielen hier eine Rolle) infiziert wurden.

Einen kleinen Überblick gibt Abbildung 9, in der all das aufgezählt wird, was im Zuge einer *laufenden Desinfektion* im Prinzip desinfiziert werden muß. Die zeichnerische Schematisierung soll zum Ausdruck bringen, daß für die verschiedenen Infektionswege auch unterschiedliche *Desinfektionsformen* (siehe S. 38 unten) angewandt werden müssen.

Schluß-Desinfektion

Der schon sehr alte, aus der Seuchenbekämpfung stammende Begriff der Schlußdesinfektion bringt zum Ausdruck, daß es sich hier um Desinfektionsmaßnahmen handelt, durch die nach Genesung, Verlegung oder Tod eines Patienten das Krankenzimmer mit allem enthaltenen Mobiliar und allen Gegenständen völlig desinfiziert wird und daß dadurch hinter die vorausgehende infektiöse Phase ein Schlußstrich gesetzt wird. Auch diese Desinfektionsform war früher bei allen meldepflichtigen Infektionskrankheiten mit einer *Formaldehyd-Raumdesinfektion* kombiniert. Die Entscheidung, wo eine solche Formaldehyd-Raumdesinfektion durchgeführt werden muß, trifft der *Amtsarzt*. Sie bleibt in ihrer Anwendung innerhalb des Krankenhauses praktisch auf die Infektionsabteilung beschränkt.

Für den chirurgisch-klinischen Bereich ist die Formalinverdampfung zum Zwecke der Raumdesinfektion nicht erforderlich, zumal auch diese nur mit einer intensiven *Scheuer-Desinfektion* kombiniert vorgenommen werden kann. Dieser *erweiterten* Schlußdesinfektion steht die vereinfachte Schlußdesinfektion in Form einer intensiven *Scheuer-Desinfektion*, die am zweckmäßigsten als *Sprüh-Desinfektion* durchgeführt wird, gegenüber. Diese erfüllt aber die Aufgabe der Schlußdesinfektion nur, wenn vorher eine *laufende Desinfektion* praktiziert wurde. Diese Form der vereinfachten Schlußdesinfektion wird im chirurgisch-klinischen Bereich dann zur Anwendung kommen, wenn ein Krankenzimmer, das eine stark keimausscheidende Infektionsquelle beherbergt hat, für einen anderen Patienten wieder hergerichtet werden soll.

Die irrige Meinung, daß eine Formalinverdampfung *allein* (ohne Scheuerdesinfektion) in der Lage sein könnte, ein Patientenzimmer wieder „sauber" zu machen, sollte endlich aus der Vorstellungswelt aller Beteiligten verschwinden. Wir haben verschiedentlich bei Untersuchung von „formalinvergasten" Zimmern, wie es im Sprachgebrauch oft heißt, noch vegetative Formen von pathogenen Keimen (Staphylococcus aureus, Dyspepsiekoli, normale Darmkoli und andere) an Gegenständen in diesem Zimmer finden können. Entscheidend ist und bleibt die *laufende* Desinfektion in erster Linie der *Hände* des Pflegepersonals, die *Flächen*-Desinfektion der verschiedenen Einrichtungsgegenstände sowie die möglichst staubarme Beseitigung der Bett- und Patientenwäsche unmittelbar am Krankenbett sowie die an sich selbstverständliche Vernichtung infizierter Verbände, Tupfer und dergleichen. Die Wäsche wird in staubdichten Säcken geschlossen in die Wäscherei gebracht und dort einem desinfizierenden Waschverfahren unterworfen.

Die Desinfektionsformen (Praxis der chemischen Desinfektion)

Es gibt kein Desinfektionsmittel, das allen Anforderungen (S. 32) gerecht werden würde. Entweder wirkt es nur auf bestimmte Keimarten (siehe Liste der DGHM) oder es ist nicht frei von Hautreizungen oder Schädigung von Metall oder Textilien, ein anderes ist wieder nicht frei von Geruchsbelästigung oder hat eine mangelnde Benetzungskraft und damit eine geringe Tiefenwirkung.

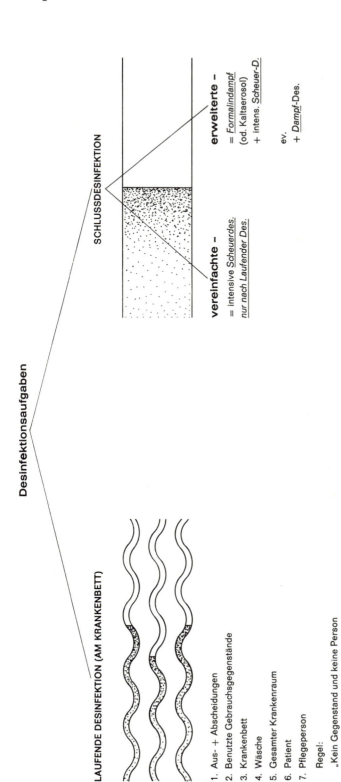

Desinfektionsaufgaben

SCHLUSSDESINFEKTION

erweiterte –

= *Formalindampf*
(od. Kaltaerosol)

+ intens. *Scheuer-D.*

ev.

+ *Dampf*-Des.

vereinfachte –

= intensive *Scheuerdes.*
nur nach Laufender Des.

LAUFENDE DESINFEKTION (AM KRANKENBETT)

1. Aus- + Abscheidungen
2. Benutzte Gebrauchsgegenstände
3. Krankenbett
4. Wäsche
5. Gesamter Krankenraum
6. Patient
7. Pflegeperson

Regel:

„Kein Gegenstand und keine Person
verlassen undesinfiziert das Kranken-
Zimmer"

Abb. 9. Desinfektionsaufgaben.

Ein ideales, d. h. *universales* Desinfektionsmittel gibt es deswegen nicht und braucht es auch nicht zu geben. Die verschiedenen Einsatzbereiche und damit unterschiedlichen Anwendungsformen sind so differenziert und so *gezielt* auf ein Objekt ausgerichtet, daß man schon aus Gründen der Sparsamkeit bezüglich der genannten Forderungen Abstufungen machen muß. Man wird, wie schon einmal erwähnt, für die Desinfektion von Fußböden, Badewannen oder von Ausscheidungen nicht ein teures Hände-desinfektionsmittel verwenden, sondern hier unter den wirksamen Mitteln die billigsten wählen, wenn sie bei dem jeweiligen Einsatzbereich nicht wegen anderer Nachteile ausscheiden. Desinfektion kostet Geld. Dies kann aber nicht dadurch eingespart werden, daß man nur geringere und damit unwirksame Konzentrationen verwendet oder gar Bereiche, die desinfiziert werden müssen, aus dem Hygiene-programm ausschließt. Das würde nur das Gegenteil zur Folge haben, nämlich erneute, verstärkte Keimverschleppungen mit Zunahme der Infektionen und damit die Schaffung neuer *Infektionsquellen*, die dann wieder einen erhöhten Desinfektionsmittelverbrauch notwendig machen würden. Man sollte hier vielmehr vernünftig auswählen und kalkulieren. Die Liste der DGHM gibt die Garantie, daß die Mittel bei der jeweiligen Anwendungsform tatsächlich wirksam sind. Die übrige Entscheidung liegt beim Krankenhaus selbst. Voraussetzung und absolute Bedingung ist nur, daß die *Anwendungsform* richtig eingeteilt und durchgeführt wird.

Abbildung 10 zeigt in sieben Sparten die im chirurgischen Bereich, nämlich in Klinik und Praxis, anfallenden *Desinfektions-Formen*.

Die hier besonders wichtigen Formen und Bereiche sind auf der Abbildung durch Umrandung noch eigens betont.

Aerosol

Die hier zu besprechenden *Aerosol*-Formen dienen nicht der Luftdesinfektion, sondern ausschließlich der Desinfektion von Oberflächen.

Verdampfung von Formaldehyd

Die Formalinverdampfung dient ausschließlich der *Schlußdesinfektion* und entfällt praktisch im chirurgisch-klinischen Bereich. Ihre bei bestimmten Infektionskrankheiten erforderliche Verwendung geschieht in der Regel auf behördliche Anweisung und ist durch einen staatlich geprüften Desinfektor durchzuführen.

Kaltaerosol

Die *Kaltvernebelung* von verdünnten Formaldehydlösungen erfüllt praktisch denselben Zweck wie die Formalinverdampfung. Als Faustregel gelten: 5 g Formaldehyd pro Kubik-meter Rauminhalt. Die relative Feuchtigkeit muß dabei aber mindestens 70% betragen. Wenn der Zweck der Schlußdesinfektion dabei verfolgt wird, ist eine Einwirkungszeit von sechs Stunden erforderlich. Die Methode eignet sich gut für kleine Räume und speziell für die Desinfektion von *Krankenwagen*.

Im Krankenhausbereich hat sich die Formalin-Kalt-Vernebelung gut im Rahmen einer *stationsgebundenen Bettendesinfektion* bewährt [4]. Wenn ein kleiner Nebenraum auf jeder Station zur Verfügung gestellt werden kann, ist mit diesem wohl billigsten Verfahren eine ausreichende Matratzen- und Deckendesinfektion zu erreichen. Für die Kaltverne-belung wird am zweckmäßigsten eine *Aerosolzentrifuge* (Abb. 11) verwendet. Die Matratzen müssen frei aufgestellt werden, so daß sie dem Formalinnebel gut zugänglich sind. Menge und Konzentration von Formalin- und Formaldehydpräparaten ist je nach Zentrifugen-leistung und Raumgröße verschieden und wird vom Hersteller der Aerosolzentrifuge an-gegeben. Die Einwirkungszeit ist im Rahmen der Hospitalismusbekämpfung auf 1 bis 2 Stunden begrenzt.

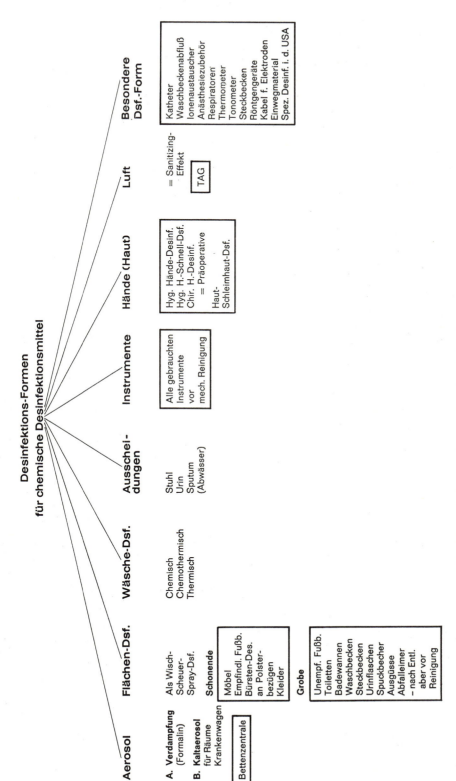

Abb. 10. Desinfektionsformen für chemische Desinfektionsmittel.

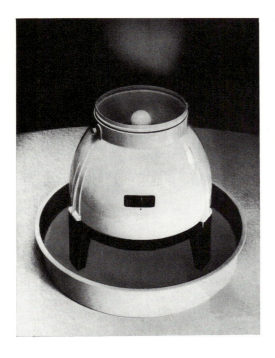

Abb. 11. Aerosolzentrifuge für Kaltvernebelung.

Scheuer-Desinfektion bzw. Flächen-Desinfektion

Die früher gebrauchte Bezeichnung *Scheuer*-Desinfektion, die das manuelle Abwischen zum Ausdruck bringt, wird heute nicht mehr verwendet und wurde durch den Begriff *Flächen*-Desinfektion (Liste der DGHM) abgelöst. Heute werden die meisten Oberflächen auf dem Weg der *Spray*-Behandlung desinfiziert, ein Verfahren, das einfacher, schneller und ebenso wirksam durchgeführt werden kann.

Die *Spray-Desinfektion* erfolgt durch ein gezieltes Besprühen der zu desinfizierenden Flächen.

Als *Sprühgeräte* können verwendet werden:
  Spraydosen (mit Treibgas gefüllt)
  Handpumpe auf Desinfektionsmittel-Plastikflasche aufschraubbar (Abb. 12 – der Sprüheffekt ist relativ schwach)
  Mistralpistole – in Farben- und Lackgeschäften erhältlich (Stromanschluß)
  Druckluftpistole
    a) angeschlossen an Kompressor (fahrbar oder tragbar)
    b) angeschlossen an Preßluftleitung.

Was die Wahl der Sprühgeräte betrifft, so hat die Erfahrung gezeigt, daß mit Rücksicht auf die metallkorrodierende Wirkung des Formalins am besten solche Geräte verwendet werden, bei welchen Sprühtopf- und -pistole über einen längeren Druckschlauch mit dem Kompressor (Abb. 13) verbunden sind. Der hier gezeigte zweizylindrige Membrankompressor ist fahrbar auf einen kleinen Wagen montiert, was gleichzeitig den Vorteil hat, daß das Gerät nicht weggestellt werden und „verloren" gehen kann. Es gibt auch tragbare Geräte, bei welchen an einem Gurt der Kompressor umgehängt wird und damit eine größere Beweglichkeit gegeben ist. Ein Stromanschluß ist natürlich auch hier erforderlich. Die einfachste und für moderne Krankenhäuser wohl auch die Zukunftslösung ist der Anschluß an installierte Preßluftleitungen, die ja heute in neuen Krankenhäusern durch das ganze Haus verlegt werden. Hier braucht nur der Sprühtopf mit Pistole über den Druckschlauch angeschlossen zu werden, um die Sprühdesinfektion durchführen zu können. Zahlreiche Krankenhaus-Architekten sind dieser Anregung gefolgt und haben überall dort, wo eine regelmäßige Sprühdesinfektion angezeigt ist (Krankenzimmer, Bad, Schmutzraum, Bettenzentrale oder im stationären Bettendesinfektionsraum sowie am Lift, besonders natürlich in allen OP-Räumen und Vorräumen sowie auch in Behandlungs- und Ambulanzräumen) einen Preßluftanschluß vorgesehen.

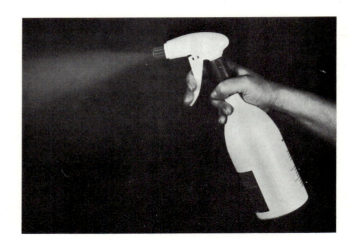

Abb. 12. Spraydesinfektion mittels Handpumpe.

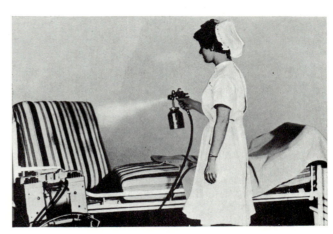

Abb. 13. Matratzen-Spraydesinfektion mit Hilfe eines zweizylindrigen Membrankompressors.

In der Regel sind die Ventile verstellbar, so daß ein optimaler Spray durch Verstellung der Düse erreicht werden kann. Eine gleichmäßige Benetzung der Flächen ist natürlich die Voraussetzung für einen Desinfektionserfolg.

Wir haben den Formalinspray im Rahmen der stationsgebundenen *Bettendesinfektion* mit Erfolg geprüft [4], wobei wir 5%iges Formalin (= 1,8% Formaldehyd) verwendet haben.

Die geschilderte, heute auf breiter Basis angewandte Spraydesinfektion kann aber die *Scheuer-Desinfektion* alter Art, nämlich im Sinn des Abwischens, nicht überall ersetzen. Diese wird überall dort weiterpraktiziert werden, wo es gleichzeitig um eine Entfernung von Schmutz, nämlich um das *Reinigen*, geht. Man sollte allerdings im Krankenhaus die Devise gelten lassen:

„Zuerst desinfizieren, dann reinigen."

Sicher ist eine Desinfektion wirkungsvoller – dies ist eine alte Tatsache bezüglich der Desinfektionswirkung –, wenn möglichst wenig organischer oder anorganischer Schmutz vorliegt. Die heute von der DGHM geprüften und in der Liste empfohlenen Desinfektionsmittel überspringen in ihrer Wirkung diese Schmutzbarriere, so daß sie bei vorschriftsmäßiger Anwendung unter allen Umständen wirksam sind. Wenn von dem früheren Grundsatz „vorher reinigen, dann erst desinfizieren" ausgegangen wird, werden damit neue und unkontrollierbare *Infektionswege* geschaffen, die das Problem der Infektionsverhütung wesentlich komplizieren und praktisch eine gezielte Anwendung der Desinfektionsmaßnahmen unmöglich machen. Eine der gefährlichsten Folgen dieses Vorherreinigens ist eine Luftaufwirbelung und eine Verbreitung auf aerogenem Weg, die man kaum noch beherrschen kann.

Die in Abbildung 10 getrennt aufgeführten Begriffe der *schonenden* und *groben Scheuerdesinfektion* sollen lediglich hinweisen, *wo* und *warum* eine finanzielle Kalkulation erfolgen soll oder erfolgen kann. Daß für die *grobe* Scheuerdesinfektion von Toiletten, Steckbecken, Urinflaschen, Abfalleimern usw., ruhig Desinfektionsmittel verwendet werden, die nicht ganz den Idealanforderungen entsprechen, liegt auf der Hand. Sie müssen nur ihren Zweck erfüllen, nämlich die entsprechenden Gegenstände in den Zustand versetzen, daß sie nicht mehr infizieren können. Dasselbe gilt für die Desinfektion der Ausscheidungen (siehe [4]).

Schonender wird man vorgehen müssen bei empfindlichen Möbeln, Fußböden oder bei der Desinfektion von Polsterbezügen und eventuell bei Kleidern, wobei letztere am zweckmäßigsten durch Bürsten mit 3% Formalin desinfiziert werden. Dies wird zwar im chirurgisch-klinischen Bereich nur selten nötig sein, ist aber im Notfall immer eine Lösung und wirkt auch bei Tuberkulose.

Wäsche-Desinfektion

Die Wäschedesinfektion wird für den Krankenhauschirurgen nur von untergeordneter Bedeutung sein, da in jedem hygienisch funktionierenden Krankenhausbetrieb die Bett- und Leibwäsche des Patienten unmittelbar *am Krankenbett* abgenommen, möglichst staubfrei in entsprechende Transportsäcke gegeben und von hier aus direkt in die Wäscherei verbracht wird. Dort erfolgt dann auf vorgegebenem maschinellem Weg ein desinfizierendes Waschverfahren. Um auch für Ausnahmefälle einen Hinweis zu geben, soll im folgenden kurz auf die prinzipiellen Waschverfahren eingegangen werden:
Chemische Wäschedesinfektion. Die „Liste der DGHM" zeigt alle die Präparate auf, die für eine chemische Wäschedesinfektion bei *Zimmertemperatur* in Frage kommen. Im allgemeinen ist hier eine Einwirkungszeit von *12 Stunden* (über Nacht) vorgesehen. Wenn eine kürzere Desinfektionszeit erforderlich sein sollte, müssen meist doppelt so starke oder noch höhere Konzentrationen des Desinfektionsmittels verwendet werden und können dann in *4 Stunden* eine ausreichende Desinfektion erbringen.
Im ganzen stellt diese Methode natürlich gerade im klinischen Bereich eine Notlösung dar.
Chemo-thermisches Desinfektionswaschverfahren (in Trommelmaschinen). Dieses und das folgende thermische Verfahren sind an die Verwendung von Waschmaschinen gebunden, die durch ihre Automatik die erforderliche Temperatur und Einwirkungszeit garantieren.
Dieses Verfahren, das bei Verwendung geeigneter desinfizierender Zusätze nach der Liste des Bundesgesundheitsamtes [14] bei einer Temperatur von *50–60° C* die Wäsche desinfiziert, ist auch geeignet für thermolabile Textilien.
Thermisches Waschverfahren (in Trommelmaschinen). Dieses Verfahren beinhaltet eine Temperatur von *85–90°* bei einer Einwirkungszeit von 10–15 Minuten. Die hier erforderlichen Zusätze sind ebenfalls in der Liste des Bundesgesundheitsamtes [14] aufgeführt.
Hier noch etwas zum Thema *Hygiene in der Wäscherei* sagen zu wollen, würde den vorgegebenen Rahmen und auch die damit verbundene Aufgabenstellung übersteigen. Es darf nur vermerkt werden, daß es hierzu eine Reihe von Problemen gibt, um deren Lösung sich namhafte Hygieniker bemühen.

Ausscheidungen

An sich ist die Desinfektion von Ausscheidungen eine Frage der Seuchenbekämpfung und ist deshalb im chirurgisch-klinischen Bereich ohne Belang. Wo eine Indikation hierfür besteht, gibt wiederum die Liste der DGHM in den Rubriken „Sputumdesinfektion" und „Stuhldesinfektion" über die hier zu verwendenden Präparate Auskunft. Daß die hier gegebene Eiweißbelastung eine stärkere Desinfektionskraft des Mittels voraussetzt, ist selbstverständlich.

Die *Abwasserdesinfektion* erstreckt sich nur auf größere Infektionsabteilungen bzw. Infektionskrankenhäuser und Sanatorien und wird auch dort nur unter ganz bestimmten Bedingungen erforderlich sein. Als Methode der Wahl gilt hier die *thermische* Abwasserdesinfektion, wobei eine 15 Minuten lange Einwirkung von 100° C erreicht wird. Die außerdem noch möglichen chemischen Methoden sind in diesem Rahmen uninteressant.

Instrumente

Wie bereits beim *Kochen* als physikalische Desinfektionsmöglichkeit erwähnt wurde, nimmt die Instrumentendesinfektion in *Praxis* und *Klinik* einen großen Raum ein. Leider wird in manchen Kollegenkreisen noch immer die Ansicht vertreten, daß eine Desinfektion von gebrauchten Instrumenten nicht notwendig wäre. Bedauerlich aber ist, daß in einem neueren Fachbuch [17] eine solche Desinfektion als überflüssiger Perfektionismus bezeichnet wird, der zu Unrecht hochgespielt worden sei. Sicher werden manche Instrumente, speziell Spritzen und Kanülen, auch nach Gebrauch nicht unbedingt eine hohe bakterielle Kontamination aufweisen. Die Tatsache aber, daß der größte Prozentsatz von Hepatitisfällen bei ärztlichen Berufen und Hilfsberufen (Pflegepersonal und Laborpersonal) beim Umgang mit gebrauchten und dadurch infizierten Instrumenten akquiriert wurde, berechtigt zu der Forderung, *alle* gebrauchten Instrumente als potentiell infiziert anzusehen. Wenn man weiter ins Auge faßt, wie Instrumente verschiedenster Art in Untersuchungs- und Behandlungsräumen sowie auf Stationen ohne wesentliche Unterscheidung, ob eine potentielle Infektion vorgelegen haben könnte oder nicht, gesammelt und dann der mechanischen Reinigung übergeben werden, dann ist das damit eingehandelte Infektionsrisiko auf jeden Fall zu groß. Die Sache gewinnt noch mehr an Bedeutung, wenn man an die *zentrale* Reinigung der Instrumente im Rahmen einer Zentralsterilisation denkt, in der das gesamte Instrumentarium eines Krankenhauses zusammenläuft und nach Sterilisation wieder auf Operationstrakt, Stationen, Ambulanzen usw. verteilt wird.

Es ist einfach undenkbar, daß, wie ich es noch in neuen Krankenhäusern beobachten konnte, das ankommende gebrauchte Instrumentarium ohne vorherige Desinfektion manuell gereinigt und so für die Sterilisation vorbereitet wird. Daß das Reinigungspersonal *auf jeden Fall* sowohl an den Händen wie auch an der Arbeitskleidung infiziert werden wird, ist sicher, so daß die Gefahr einer Weiterverschleppung innerhalb der Zentralsterilisation, selbst wenn man reine und unreine Seite trennt, nicht auszuschließen ist.

In dieser Hinsicht besonders suspekt ist das in der *Anästhesie* verwendete Instrumentarium, das in der Regel noch größere organische Verschmutzungen aufweist und damit für die Desinfektion ein besonderes Problem darstellt. Wie hier vorgegangen werden muß, wird in dem Kapitel „Besondere Desinfektionen" erörtert werden (s. S. 52–54).

Zu diesen gebrauchten und damit potentiell infizierten Instrumenten gehören Kanülen, Spritzen (hier ist sehr oft die äußere Kontamination sehr hoch), Pinzetten, Nadeln, Sonden, Schnepper, Gummischläuche sowie Gummihandschuhe, speziell wenn diese vorher beim Verbandwechsel verwendet worden sind.

Eine *Desinfektion* dieser Instrumente, die *jeder mechanischen Reinigung* vorausgehen muß, kann erfolgen entweder auf thermischem Weg durch *Kochen* (mit 0,5% Sodazusatz) oder auch durch Einlegen in Lösungen geeigneter *Desinfektionsmittel*. Diese Mittel sind in der Liste der DGHM noch nicht aufgeführt, sollen aber in Bälde aufgenommen werden. Die verschiedenen Desinfektionsmittelhersteller haben eine Reihe geeigneter Präparate entwickelt, deren Brauchbarkeit durch Einsicht entsprechender Fachgutachten überprüft werden kann. Ein wichtiger Gesichtspunkt für die Auswahl derartiger Präparate ist, daß sie neben der sicheren Desinfektionswirkung auch eine hohe chemische Reinigungskraft aufweisen, um durch die gleichzeitige Entfernung der mitunter sehr hohen Eiweißverschmutzung einen vollen Desinfektionserfolg zu garantieren.

Auch in der amerikanischen Literatur [5] wird die Notwendigkeit einer Instrumentendesinfektion *vor* Reinigung sowohl auf Station wie in der Ambulanz gefordert.

Händedesinfektion und Hautdesinfektion

Die Hände- und Hautdesinfektion haben zwar verschiedene Aufgaben, haben aber letzten Endes doch dasselbe Objekt, nämlich die menschliche Haut als *Ziel* der Desinfektion.

Händedesinfektion

Bei der Händedesinfektion unterscheiden wir prinzipiell eine hygienische und eine chirurgische (präoperative) Händedesinfektion. Entsprechend den jeweils verschiedenen Aufgaben dieser beiden Desinfektionsformen sind auch in der Liste der DGHM die hierfür als wirksam befundenen Desinfektionsmittel getrennt aufgeführt.

Die Praxis hat aber gezeigt, daß noch eine *schnelle* Desinfektion beim Betreten des OP-Traktes (Schleuse) eigens hervorgehoben werden muß, wobei es sich im Prinzip um eine hygienische Händedesinfektion im Sinne der Vernichtung von Anflug- bzw. Kontaktkeimen handelt, in der Tat aber dafür chirurgische Händedesinfektionsmittel verwendet werden sollen. Eine Hände*sterilisation* ist in keinem Falle zu erreichen, sondern es handelt sich immer nur um eine hochgradige *Keimreduktion*. Bei der *hygienischen* Händedesinfektion geht es um die Vernichtung der „transient"-Flora im Sinne von Anflug- bzw. Kontaktkeimen, während es bei der *chirurgischen* Desinfektion neben dieser Vernichtung der Anflugkeime gleichzeitig um die bestmögliche Reduzierung der normalen, hauteigenen, sog. „resident"-Flora geht.

Hygienische Händedesinfektion

Hier kommt es also darauf an, die bei Kontakt mit infizierten Patienten oder Gegenständen von außen auf die Hand gelangenden Krankheitserreger schnell und vollkommen zu vernichten bzw. zu entfernen, so daß die so behandelte Hand die Keime nicht mehr weiterverbreiten, d. h., daß sie nicht mehr infizieren kann. Damit ist die hygienische Händedesinfektion auch schon auf die Bereiche beschränkt, in welchen eine Keimverschleppung durch die Hand eine praktische Bedeutung hat. Neben der Infektionsstation, auf die hier nicht weiter eingegangen werden soll, ist die Hand der wichtigste Infektionsweg, besonders auf allen Stationen mit *chirurgischem* Einschlag (Chirurgie, Frauenabteilung, Urologie, Hals-Nasen-Ohren, aber auch auf Augen- und Kinderabteilungen). Zwar kann, wie eingangs gezeigt wurde, auch die *Patientenhand* (Abb. 4) sehr stark bakteriell kontaminiert sein, doch ist sie für die Verschlepperfunktion der Hospitalkeime nicht mehr und nicht weniger von Bedeutung als die Infektionsquelle Patient selbst bzw. das von ihm kontaminierte Material wie Bettwäsche etc. Entscheidend allein ist, wie ebenfalls eingangs aufgezeigt wurde (Abb. 2 und 3), die Hand des *Personals*, das in irgendeiner Form mit dem Patienten zu tun hat [4]. Litsky schreibt in ihrem Buch „Hospital-Sanitation" [5]: "The control of infection in the hospital should begin with its personal, from the president of the board down to its humblest employee." Gemeint damit ist in erster Linie die möglichst oft zu wiederholende Händedesinfektion. Die *Einwirkungszeit* soll eine, höchstens zwei Minuten nicht übersteigen, d.h., in dieser Zeit sollen die durch Kontamination übernommenen vegetativen pathogenen Keimarten vernichtet sein.

Über die Problematik der Verwendung von Wirkstoffseifen, insbesondere von *Hexachlorophen*, die sowohl im europäischen Ausland wie in USA stark verbreitet sind, wurde bereits innerhalb des Kapitels *Sanitizing* (S. 23) berichtet. Der wesentliche Nachteil, daß eine einmalige Waschung kein desinfizierendes Ergebnis bringt, sondern dieses erst nach mehrfacher Waschung, also bei Dauergebrauch erreicht wird, sowie der weitere Nachteil, daß Hexachlorophen gegen gramnegative Keime nicht wirkt, bedeutet zweifellos eine Einschränkung in den Anwendungsmöglichkeiten. Der Vorteil, der hier aber jedenfalls besteht, ist die durch eine Wirkstoffabsorption in und auf der Haut entstehende *remanente* Wirkung, die also gewissermaßen in Form eines desinfizierenden Filmes auf der Hand noch längere Zeit anhält. Die gesamte Problematik wurde von uns vor kurzem eingehend dargelegt [12].

Als hygienische Händedesinfektionsmittel, die den Anforderungen auf jeden Fall entsprechen, sind die in der „Liste der DGHM" aufgeführten Präparate zu verwenden.

Die Häufigkeit der möglichst oft durchzuführenden hygienischen Händedesinfektion beinhaltet aber eine Forderung, die auf jeden Fall erfüllt sein sollte, nämlich die *Hautverträglichkeit* bzw. die *Hautschonung*. Präparate, die bei häufigem kurzfristigem Gebrauch die Haut schädigen, scheiden hierfür aus.

Die *Schüsselmethode* ist zum Zwecke der hygienischen Händedesinfektion im chirurgischen Bereich meist zu umständlich und zu unpraktisch und wird deshalb besser durch die *Einreibmethode* ersetzt. Sehr gut haben sich in diesem Zusammenhang gelartige Präparate bewährt, die – ohne vorherige oder nachfolgende Waschung mit Wasser in die Haut eingerieben – hier neben einem anhaltenden Film mit *Nachwirkung* mit der desinfizierenden auch eine angenehme hautpflegende Funktion verbinden.

Eine wesentliche technologische Hilfe für die laufende Anwendung eines solchen Händedesinfektionsmittels wäre die augenfällige Anbringung eines *Spenders*, der so angebracht und zugänglich sein muß, daß ein „Übersehen" oder „Vergessen" weitgehend ausgeschlossen wird. Solche Spender gehören neben der Tür installiert, so daß sie nicht erst in der Gegend des meistens in einer Zimmerecke angebrachten Waschbeckens aufgesucht werden müssen. Wichtig erscheint mir vor allen Dingen auch, daß am Verbandwagen selbst ein geeigneter Spender z. B. für solche gelartigen Präparate angebracht wird. Die bisher übliche Verwendung in Form von Tuben gibt zu leicht zu Verwechslungen mit Salben Anlaß.

Schnelldesinfektion beim Betreten des OP

Über Sinn und Modus dieser Desinfektion wurde bereits eingangs unter dem Kapitel „Maßnahmen beim Betreten des OP-Traktes" geschrieben. Es ist, wie bereits erwähnt, im Grunde eine *hygienische* Händedesinfektion, die aber *schnell* und *forciert* zur Wirkung kommen soll. Sie beschränkt sich im wesentlichen auf das *Betreten des OP-Traktes*, wird ebenso anzuwenden sein beim Betreten von *Transplantationseinheiten* und ist schließlich auch noch angezeigt im Bereich der *Langzeitbeatmung* als Teil der Intensivpflege, wobei letztere als eine Infektionsquelle erster Ordnung aufgefaßt werden muß.

Verwendet werden hierfür die *chirurgischen* Desinfektionsmittel aus der Liste der DGHM. Da angenommen werden kann, daß der den OP betretende Arzt bzw. das Personal schon mit weitgehend keimarmen Händen ankommen wird, stellt diese Methode bei je ein bis zwei ml pro Hohlhand eingeriebenen alkoholhaltigen Desinfektionsmittels die letzte Sicherung dar, um eine Einschleppung von Stationskeimen in den OP-Trakt zu verhindern. Daß diese Sicherung aber unbedingt erforderlich ist, wurde in Tabelle 4 mit den entsprechenden Erläuterungen gezeigt. Die erste dieser Kurzdesinfektionen erfolgt *vor* Betreten der Schleuse. Ihr muß unbedingt eine zweite gleichartige Kurzdesinfektion *vor* Verlassen der Schleuse folgen, da beim Umkleiden eine Reinfektion in der Regel nicht zu vermeiden ist.

Chirurgische Händedesinfektion

Die *chirurgische* oder *präoperative* Händedesinfektion soll eine höchstmögliche Entkeimung von *Hand* und *Unterarmen* bewirken, um damit die bestmöglichen aseptischen Vorbedingungen für eine Operation zu schaffen.

Die frühere *Fürbringer-Methode* (10 Minuten langes Bürsten von Händen und Unterarmen mit Seife und warmem Wasser mit gleichzeitiger Nagelreinigung und anschließend 5 Minuten langes Eintauchen der Hände in Alkohol – vielfach wurde nach 3 Minuten langem Abreiben mit Alkohol noch ein 3 Minuten langes Abreiben mit einem Desinfektionsmittel aus der Gruppe der quartären Ammoniumverbindungen, der Amphotenside oder der Phenolderivate angeschlossen –) gilt heute als überholt. Die wesentlichsten Nachteile dieser Methode sind der Zeitaufwand, die mechanische Schädigung der Haut durch die lange Vorwaschung und schließlich der große Alkoholverbrauch, der bei der Schüsselmethode mindestens 1 Liter beträgt.

Heute gilt die *Einreibemethode*, wobei das Desinfektionsmittel aus Wandspendern entnommen wird, als die Methode der Wahl. Versuche haben ergeben, daß dabei eine zwei Minuten lange *Vorwaschung* mit *lauwarmem* (nicht heißem) Wasser *ohne Seife* völlig ausreichend ist. Eine weiche Bürste kann dabei verwendet werden.

Die in der „Liste der DGHM" aufgeführten Handelspräparate werden bei einem Verbrauch von 2×5 ml bei insgesamt 5 Minuten Einwirkungszeit zuerst auf Hände und Unterarme und dann in der zweiten Phase nur auf die Hände selbst verteilt und eingerieben.

Eine empfindliche Störung des Desinfektionserfolgs können *Fingernagelanomalien* verursachen. Bei Vergleichsversuchen verschiedener handelsüblicher Desinfektionsmittel haben wir mehrfach festgestellt, daß bei *Nagelbettanomalien* die Keimzahl der geprüften Hand schnell um Zehnerpotenzen höher lag als bei normalen Nägeln. Wir haben deshalb nach mehrfacher wiederholter Prüfung folgenden Modus für die präoperative Händedesinfektion als am wirksamsten herausgefunden:

Vorwaschung: Mit lauwarmem Wasser *ohne* Seife, eventuell mit weicher Bürste.
Gleichzeitig Nagelreinigung mittels Holzstäbchen (Einmalmaterial)   1–2 Min.

Desinfektion: Je Hohlhand 2,5 ml Desinfektionsmittel. Hände bis zum Ellbogen
einreiben   2 Min.
1 ml Desinfektionsmittel auf eine sterile Nagelbürste und damit nur die Nagel-
bereiche bürsten   1 Min.
Je 2 ml Desinfektionsmittel pro Hohlhand und Einreiben der Hände bis zum
Handgelenk   2 Min.
                                                                              _____
                                                              insgesamt   5 Min.

Nachtrocknung: Sie kann mit einem sterilen Handtuch angeschlossen werden, sie muß es aber nicht. Entscheidend ist hier die persönliche Hautempfindung.

Mit diesem Modus konnten die besten Ergebnisse beim Vergleich mit 80%igem Äthylalkohol (Schüsselmethode) erreicht werden. Vor allen Dingen konnten die genannten Keimzahlanstiege bei Nagelbettanomalien hierdurch ausgeschaltet werden.
Die *Nachwirkung* von derartigen Händedesinfektionsmitteln ist erwünscht, da bei längerem Tragen der Handschuhe eventuell in der Haut nicht erreichte Keime freigesetzt und bei einer vorhandenen Nachwirkung dann abgetötet werden.

Hautdesinfektion

Da die verwendeten Substanzen ausschließlich für die Desinfektion der *Haut* bzw. der *Wunde* verwendet werden, wurde verschiedentlich vorgeschlagen, zwecks klarer Begriffstrennung für diese am Körper zur Anwendung kommenden Substanzen den Begriff „Hautantiseptikum" statt „Hautdesinfektionsmittel" einzusetzen. Im wesentlichen ist hier zwischen der präoperativen Hautdesinfektion sowie der Hautdesinfektion vor Injektionen und Punktionen zu trennen.

Präoperative Hautdesinfektion

Hier haben sich allgemein recht gute Methoden eingespielt, an deren Wirksamkeit auch wohl nicht gezweifelt werden kann. Angefangen von der Waschung mit Wasser und

Seife über die erste Desinfektion mit bakterienfrei filtriertem *Äthanol* bis zur zweiten Desinfektion mit Jod-Spiritus bzw. Jodtinktur oder auch jodfreien Austauschpräparaten dürfte der bestmögliche antiseptische Effekt erreicht worden sein. Versuche von LOWBURY und Mitarb. [18] haben gezeigt, daß eine zweimalige Behandlung der Haut mit Äthanol für jeweils zwei Minuten gute Resultate ergibt, eine dritte Desinfektion jedoch praktisch zu keiner weiteren bzw. keiner wesentlichen Keimreduktion mehr führt. Die Anwendung des Alkohols sollte zweimal hintereinander erfolgen; die Einwirkungszeit darf nicht zu kurz bemessen sein; ein nur Sekunden dauerndes Abreiben der Haut genügt *nicht*.

Die überragende Wirkung der *Jodtinktur*, deren Zusammensetzung innerhalb der einzelnen Pharmakopöen schwankt, beruht darauf, daß Jod *direkt* mit den Zellproteinen reagiert und so fast alle Arten von Bakterien abtötet. Es ist auch wirksam gegen Viren, Pilze und einige Protozoen.

Über andere Jod- und jodfreie Rezepturen geben WALLHÄUSER und SCHMIDT [18] einen guten Überblick. In angelsächsischen Ländern [1] ist weit verbreitet die Verwendung von 0,5% *Chlorhexidin*, das bei zweimaliger Anwendung von jeweils 1 bis 2 Minuten die Anforderungen an eine präoperative Hautdesinfektion voll erfüllt. Auch Jodophore, wobei die lösungsvermittelnde Rolle des KJ, das auch zu einer Reduzierung der Aktivität führt, von anderen „Lösungsvermittlern" übernommen wird, sind dort unter dem Namen „Betadyne" in Gebrauch.

Hautdesinfektion vor Injektionen und Punktionen

Die Desinfektion der Haut vor Injektionen hat zum Ziel, Infektionen wie Spritzenabszesse als „iatrogene" Komplikation zu verhindern. Die Verwendung von *Äther* und *Benzin* wirkt *nicht* desinfizierend, da infolge der raschen Verdunstung kein bakterizider Effekt zustande kommt. Es wird lediglich die Haut gereinigt und entfettet.

Brauchbare Desinfektionsmittel sind:

Äthanol (70–80%ig), n-Propanol (50–60%ig) sowie Jod-Spiritus oder entsprechende Ersatzpräparate. Die Einwirkungszeit soll nicht weniger als 1 Minute betragen. Ein kurzes Abwischen z. B. mit einem Alkoholtupfer führt zu einem unvollkommenen Effekt. Bei i.m. Injektionen sollte auch nach Möglichkeit von dem stärker wirkendem Jod bzw. einem entsprechenden Ersatzpräparat Gebrauch gemacht werden.

Nach LOWBURY und Mitarb. [18] ist statt Alkohol auch eine *0,5prozentige Chlorhexidinlösung* bei einer Einwirkungsdauer von mindestens 30 Sekunden zur Hautdesinfektion vor Injektionen oder Venenpunktionen brauchbar.

Bei *Punktionen* (Lumbalpunktionen, Pleurapunktionen u. a.) ist zu empfehlen, die Haut zunächst mit *Alkohol* und anschließend (nach dem Verdunsten) mit Jod-Spiritus bzw. einem jodfreien Austauschpräparat zu desinfizieren.

Da das *Vakzine-Virus* durch Jod und auch durch die jodfreien Austauschpräparate rasch inaktiviert wird, dürfen diese Mittel bei der Pockenschutzimpfung *keine* Verwendung finden. Hier ist Alkohol zu wählen.

Bei der *Blut-* oder *Liquorentnahme* zum Zwecke serologischer Untersuchungen ist darauf zu achten, daß das Desinfektionsmittel vollständig verdunstet ist, um Beimengungen zum Blut oder Liquor auch in Spuren zu verhindern. Andernfalls kann eine Störung des serologischen Reaktionsablaufs eintreten.

Schleimhautdesinfektion

Die Desinfektion der Schleimhäute bereitet manchmal Schwierigkeiten, da wirksame Präparate vielfach zu Reizerscheinungen führen, während gut verträgliche Mittel bzw. Konzentrationen bei den besonderen kolloidchemischen bzw. -physikalischen Verhältnissen des Schleimhautmilieus meist nicht ausreichend wirksam sind.

Im Rahmen der *Laborprüfung* entsprechender Präparate wird deshalb der *Leinsamentest* durchgeführt, wobei die erschwerten Verhältnisse des Schleimhautmilieus experimentell vorgegeben werden. Aus diesen Erschwernisgründen wird teilweise sogar auf eine präoperative Vorbehandlung der Schleimhäute verzichtet.

HALLERMANN [18] empfiehlt für die präoperative Vorbereitung des *Augen-Bindehautsackes* die Verwendung von quarternären Verbindungen (0,5% Quartamon), die sich in seinen Versuchen als am besten wirksam erwiesen haben.

Vor der Durchführung von operativen Eingriffen im Bereich der *Mundhöhle* erfolgt nach SCHUCHARDT [18] eine Reinigung und Spülung der Schleimhaut mit antiseptischen Lösungen (z. B. Wasserstoffperoxyd). Weitere desinfektorische Maßnahmen gelangen jedoch nicht zur Anwendung. Über den Jodanstrich von Einstichstellen im Bereich der Mundhöhlenschleimhaut besteht nach SCHUCHARDT eine unterschiedliche Meinung.

Die Desinfektion der *Urethraöffnung* und deren Umgebung vor der Katheterisierung kann mit 0,5%iger Chlorhexidinlösung, 0,1%iger Quecksilberoxycyanidlösung, quarternären Ammoniumsalzen oder 0,1%iger Sublimatlösung erfolgen. Zur Desinfektion der *Vaginalschleimhaut* benutzt V. MIKULICZ-RADECKI eine 0,5%ige Sagrotanlösung und MARTIUS eine alkoholische Jodlösung [18].

Luftdesinfektion mittels TAG

Für die chemische Form der Luftdesinfektion kommt praktisch nur die Verdampfung von Triäthylenglykol (TAG) in Frage [4]. Der Vorteil dieser Methode ist, daß sie auch *während* der Operationszeit durchgeführt werden kann und außerdem die von der UV-Strahlung nicht erfaßten Luftbereiche erreicht. Wichtig ist dabei, daß nur reines Triäthylenglykol (TAG) zur Verwendung kommt, daß auf der anderen Seite die Verdampfungstemperatur nicht zu hoch ist, da sonst das Gift Akrolein entstehen könnte. Als zweckmäßiges Gerät hat sich bei uns ein *Glykolverdampfer* (Abb. 14) bewährt, der mit fünf verschiedenen Heizstufen ausgestattet ist, so daß je nach Bedarf verschiedene Verdampfungsgrade eingestellt werden können.Es entsteht hierbei so wenig Glykoldampf, daß er nicht sichtbar wird (in 1 Stunde etwa 1 ml) und außerdem völlig unschädlich ist, so daß keinerlei Bedenken gegen seine Anwendung erhoben werden können. Nähere Daten über die Wirkung von TAG wie auch der bereits geschilderten UV-Bestrahlungsmöglichkeiten sind in der Hospitalismusfibel des Verfassers [4] dargelegt. Das TAG wirkt noch in einer Konzentration bis 1:250 000 000 rasch und anhaltend keimtötend [19]. Die Luftfeuchtigkeit ist dabei von Bedeutung (optimal 40% relative Luftfeuchte). Die TAG-Verdampfung macht auch während der Operation auftretende bzw. eingeschleppte Luftkeime unschädlich. Der kleine transportable Glykolverdampfer (Abb. 14) kann auch wechselweise im Stationsbereich verwendet werden und wird sich überall dort nützlich auswirken, wo eine *aerogene* Keimverbreitung im Augenblick besonders aktuell ist, z. B. beim Wechsel der Bettwäsche oder bei anderen stauberzeugenden Manipulationen.

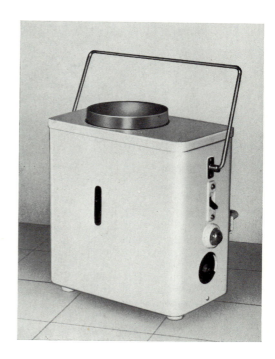

Abb. 14. Chemische Luftdesinfektion mittels Triäthylenglykol (TAG)-Verdampfungsgerät.

TAG kann auch auf dem Weg des *Kaltaerosols* (S. 15 u. Abb. 6) in den Raum gebracht werden.
Wir haben die Wirkung dieses TAG-Kaltaerosols unter praxisnahen Bedingungen geprüft und sie auch
als wirksam befunden.

Für die Praxis jedoch dürfte der Verdampfungsweg geeigneter sein, da hier mit geringerer TAG-
Menge ein gleichmäßigerer und doch ausreichender Gehalt der Raumluft erreicht wird.

Besondere Desinfektionsformen

Hier sollen Desinfektionsformen beschrieben werden, die entweder wegen besonderer
Empfindlichkeit der Objekte oder wegen spezieller Verschmutzungsart eine eigene Darstellung erfordern.

Katheter

Die spezielle organische Verschmutzung macht hier auch eine besondere Behandlung
notwendig. Generell ist für die Wahl gleicher chemischer Desinfektionsmittel wichtig, daß
diesen Präparaten gleichzeitig eine gute *Reinigungswirkung* innewohnt. SCHIEK und FREYSS
[20] haben als bestes Mittel *Grotanat* gefunden, wobei sie ein mechanisches Durchspritzen
mit diesem Desinfektionsmittel zwecks Ablösung der Blutkrusten als unbedingt erforderlich erachten. Es gilt als fast unmöglich, angetrocknete organische Substanz aus Kathetern
zu entfernen, weshalb nur Präparate in Frage kommen können, die einen besonders guten
chemischen Reinigungseffekt haben. Ein anderes Präparat ist das *Mucocit*, das nach
DAHM [21] neben einer bakteriziden, fungiziden und viruziden Wirkung einen besonders
guten Reinigungseffekt haben soll. Als Notlösung wird in der englischen Literatur [1] eine
3%ige Glutaraldehydlösung genannt. Das Präparat zeichnet sich durch ein breites Wir-
kungsspektrum auf vegetative Bakterienformen einschließlich Mykobakterien sowie auch
auf Viren und Pilze, sogar auf Sporen aus [18].

Ungeeignet ist die Verwendung von *Paraformaldehyd* (Paraformtabletten in geschlossenen Behältern), da Formaldehyd bei Zimmertemperatur nicht in ausreichendem Maße und außerdem nur sehr langsam freigesetzt wird [18, 22]. Wenn eine Wirkung eintreten soll, muß die Temperatur wenigstens 60°C und die Einwirkungsdauer mindestens 20 Stunden betragen sowie eine hohe Luftfeuchtigkeit vorhanden sein.

Die hier genannte Desinfektion von Kathetern gilt nur im Sinne einer *Vordesinfektion* vor einer weiteren manuellen Behandlung zwecks Vorbereitung für die Sterilisation (Äthylenoxydgas).

Die sicherste und wohl auch einfachste Lösung des Problems ist die Verwendung von *Einmal-Kathetern*.

Waschbeckenabflüsse

Wie eingangs bereits erwähnt, ist ein besonderes Problem das Persistieren und sogar die Vermehrung von gramnegativen Keimen, speziell von *Ps. pyocyanea* an Feuchtstellen. Wir sprachen deshalb hier von „Naß"- und „Pfützenkeimen". Ein besonderes Keimreservoir stellen die Waschbeckenabläufe dar. SCHIEK und FREYSS fanden in 47% der Waschbeckenausgüsse und in 9% der Wasserhähne Ps. pyocyanea und führten die Häufigkeit der Infektionen darauf zurück, daß Katheter und Trachealtubus besonders im Waschbecken gereinigt werden. Englische Autoren [20] fanden in 50% der untersuchten Ausgüsse und Wasserhähne die gleiche Keimart, fanden sie aber auch in Schwamm und Wischlappen, die für die Reinigung dieser Einrichtungen verwendet werden. In der amerikanischen Literatur werden die Pyozyaneuskeime wegen ihrer Vorliebe für Feuchte als „water bugs", „Wasserwanzen" bezeichnet. Für die Desinfektion empfehlen LOESCHKE und BALLOWITZ [23] eine *zehnprozentige Chlorkalkaufschwemmung*, deren Wirkung 8 bis 10 Tage anhält. SCHIEK und FREYSS [20] fanden 6% Formalin und Incidin am wirksamsten, während Phenol und Phenolderivate praktisch unbrauchbar waren, da bereits am nächsten Tag die Keime schon wieder nachgewiesen werden konnten. Über Pyozyaneusinfektionen durch Inkubatoren berichten RUBBO et al. [24].

Ionenaustauscher

Die Gewinnung von demineralisiertem Wasser ist nicht nur in der pharmazeutischen Industrie für die Herstellung von Injektabilien und Infundabilien, sondern auch für die Versorgung von Einfamilienhäusern und in Fremdenbeherbergungsbetrieben für die Beschickung von Geschirrspülautomaten in Gebrauch. In der Medizin werden derartige Ionenaustauscher (Levatit) vor allen Dingen im urologischen Bereich zur Aufbereitung des Wassers für die transurethralen Resektionen verwendet. Wie BRANTNER [25] bei Austauscheranlagen im nichtmedizinischen Bereich eine laufende Verkeimung trotz zeitweiser Desinfektion mittels Chloramin mit jeweils nur kurzfristiger Besserung fand, so haben auch wir in Ionenaustauschanlagen für die genannten Zwecke in der Urologie sehr hohe Keimanreicherungen gefunden. Bei Überprüfung entsprechender Wasseraufbereitungsanlagen fanden wir im Bereich des Austauschers schon nach wenigen Tagen Keimanstiege bis zu 40 000 je ml, die durch ein nachgeschaltetes silberaktiviertes Berkefeldfilter bestenfalls um eine Zehnerpotenz verringert wurden. Die Ergebnisse konnten wir in mehrfachen Versuchen (siebenmal) immer wieder in denselben Größenordnungen bestätigen. Eine chemische Desinfektion der Levatitfüllung wirkt nur kurzfristig und gibt keine Gewähr für einen bakteriologisch einwandfreien Befund. Vor allen Dingen hat sich hier regelmäßig Ps. pyocyanea in größerer Zahl finden lassen.

Für die transurethrale Resektion kann deshalb nur demineralisiertes Wasser verwendet werden, das anschließend noch einen Kochprozeß durchläuft, wie das in verschiedenen Aufbereitungsanlagen heute praktiziert wird.

Anästhesiezubehör

Eine schonende und gleichzeitig zuverlässige Desinfektion von Atemmasken, Atemschläuchen, Tubus bis zum ganzen Beatmungsgerät kann durch den Desinfektionsschrank *Aseptor* (Abb. 15) (Fa. Dräger, Lübeck) erreicht werden. Wir haben bei der Untersuchung

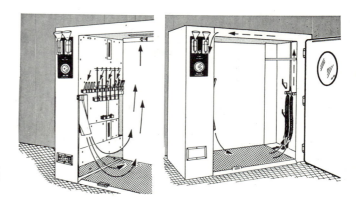

Abb. 15. Desinfektionsschrank „Aseptor" (Fa. Dräger) f. Narkosegeräte und Anästhesiezubehör.

des Gerätes unter strengen Prüfbedingungen einen vollen Desinfektionserfolg bei experimentell infiziertem verschiedenartigstem Anästhesiezubehör erreichen können. In dem automatisch gesteuerten Desinfektionsschrank wird der Formalindampf nicht nur auf die Außenseite der Geräte gebracht, sondern auch durch Hohlsysteme (Beatmungsschläuche, Tubus etc.) durchgeleitet und dann die Geräte durch eine anschließende Neutralisation mittels Ammoniak wieder gebrauchsfähig gemacht.

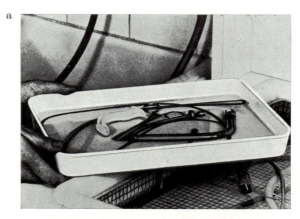

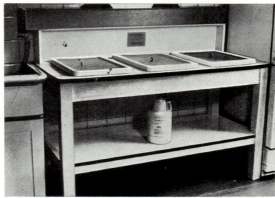

Abb. 16a u. b. Alhydexverfahren nach LAWIN, HERDEN und ADAM. Zur Desinfektion von Anästhesiezubehör. (Aus: Zur prakt. Anästh. Wiederbeleb. S. 321, 1967.)

Zubehörteile, die steril sein sollen, werden nach vorheriger Desinfektion und anschließender Reinigung bei thermostabilen Materialien autoklaviert, bei thermolabilen aber am besten einer Äthylenoxydgas-Sterilisation unterzogen (siehe S. 85 u. 90, Abb. 6 u. 21). Für die chemische Desinfektion gilt das bei Instrumenten- und Katheterdesinfektion Gesagte.

Eine zweckmäßige Methode zur Desinfektion von Anästhesiezubehör haben LAWIN, HERDEN und ADAM [26] in Form des „Alhydex-Verfahrens (Abb. 16a und 16b) entwickelt. Dabei wird (Abb. 16b) nach Vorreinigung in Seifenlösung in 2%iger Glutaraldehydlösung desinfiziert und anschließend mit Natriumbisulfit neutralisiert. Die Desinfektion (Abtötung der vegetativen Keime) ist nach 10 Minuten erreicht. Nach 3 Stunden sind auch Sporen abgetötet. Die Autoren nennen als Vorteile dieses Verfahrens: Gummi- und Plastikteile werden nicht angegriffen, wodurch eine Einschränkung des Verschleißes erreicht wird; die elektrische Leitfähigkeit der Gummiteile von Anästhesiegeräten wird nicht beeinflußt. Auch wird dabei eine Korrosion im Sinne einer Veränderung der Schärfe schneidender Instrumente vermieden.

Neuerdings wird für die Kaltsterilisation von Anästhesiezubehör eine 0,2%ige Peressigsäurelösung (PES) empfohlen, die schon innerhalb 10 Minuten völlige Keimabtötung bewirkt bei gleichzeitiger Schonung der empfindlichen Materialien wie Gummi, Latex und PVC-Material [58].

Respiratoren (Intensivpflege)

Die bei Beatmungsgeräten gefürchteten Keimarten sind vorwiegend Ps. pyocyanea und andere gramnegative Keime [1].

Das hygienische Problem liegt dabei beim Befeuchtungsaggregat, das zum Teil in die Geräte (Engström) eingebaut ist oder auch vielfach von den Beatmungsgeräten selbst getrennt (Spiromat) in Bettnähe stationiert wird.

a) *Engström:* Hier wird bei jedem Patientenwechsel zumindest wöchentlich sowohl das Wasserschloß wie der Befeuchtungszylinder ausgebaut, entleert, gespült und anschließend die Einzelteile in zerlegter Form in Äthylenoxydgas sterilisiert.

b) *Bird-Respirator:* Hier wird in gleicher Weise verfahren, also das Gerät auseinandergenommen und die Einzelteile in Äthylenoxyd sterilisiert.

c) *Andere Beatmungsgeräte und Narkoseapparate:* Alle weiteren Beatmungsgeräte, bei welchen das Befeuchtungsaggregat getrennt, z. B. an einem Stativ neben dem Patienten stationiert wird (Spiromat), und ähnliche Geräte wie Assistor, Tussomat, können ebenso wie Narkoseapparate zusammen mit den Atembeuteln und Faltschläuchen im Aseptor desinfiziert werden. Die Gesamtdesinfektionszeit beträgt 105 Minuten mit anschließender mindestens 10 Minuten langer Luftspülung.

Das *Befeuchtungsaggregat* (zum Spiromat gehörend) wird zerlegt und kann dann entweder in eine Desinfektionslösung gelegt werden oder auch durch Auskochen bzw. im Aseptor oder auch durch Äthylenoxydgas desinfiziert werden. Die einzige Schwierigkeit ist dabei das Volumeter, das nur maximal bis 50°C Temperatur verträgt. Es kann entweder im Aseptor desinfiziert oder auch einer Gassterilisation unterzogen werden, wenn der Temperaturregler so eingestellt ist, daß 50°C nicht überschritten werden.

Bei allen diesen Desinfektionen darf natürlich nicht vergessen werden, auch die *Außenseite* der Geräte zu desinfizieren, z. B. mittels Desinfektions-*Spray*.

Bakteriendichte *Filter* [27] laufen Gefahr, bei hoher Luftfeuchtigkeit schnell zu blockieren [1].

Thermometer

Bei rektaler Benützung wird nach mechanischer Reinigung (Zellstoff mit einem Detergens getränkt) einheitlich 70%iger *Isopropylalkohol* empfohlen. In USA [6] wird noch 0,5 bis 2% Iodine zugegeben. Die Lösung ist wöchentlich zu erneuern.

Tonometer

Hier wird 1 Minute Einlegen in 70%igen Alkohol mit anschließender Spülung empfohlen.

Steckbecken

In der Regel werden hierfür automatische Reinigungs- und Spülgeräte verwendet. Für eine Desinfektion ist allerdings die Zuführung von zuerst kaltem Wasser und dann heißem Wasser allein nicht ausreichend; es muß eine dritte Phase mit Dampf anschließen, der mindestens 30 Sekunden einwirken muß [1]. Wenn die vorausgehende Heißwasserspülung mit sehr heißem Wasser erfolgt, dann kann auch ein entsprechender Dampfstrahl wirksam sein, vorausgesetzt, daß er so kräftig ist, daß das Steckbecken auch tatsächlich auf etwa 80° bis 90°C erwärmt wird. Wir haben derartige Geräte thermoelektrisch geprüft und feststellen können, daß nicht einmal 50°C Temperatur an der Oberfläche des Steckbeckens erreicht worden sind. Der Fehler lag hier daran, daß der Dampf durch eine feine Düse eingeleitet wurde und somit keine Temperaturwirkung entfalten konnte. Gegebenenfalls sind entsprechende Fachgutachten über eine experimentelle Prüfung anzufordern.

Röntgengeräte

Besonders fahrbare Röntgenapparate stellen eine Gefahr der Keimverschleppung dar, da sie von Zimmer zu Zimmer gefahren, gegebenenfalls auch manchmal in den OP gebracht werden müssen. In umfangreichen Untersuchungen konnten wir feststellen, daß nicht nur fahrbare Röntgengeräte, sondern auch Röntgenabteilungen selbst für die Keimverschleppung im Krankenhaus durchaus eine Rolle spielen können [28]. Der Wechsel von stationären und ambulanten Patienten innerhalb einer Röntgenabteilung ist zweifellos ein hygienisches Problem, das durch diese Untersuchungen bestätigt wurde. Eine laufende Händedesinfektion des Personals ist hier ebenso erforderlich wie auf Station, sowie eine regelmäßige Desinfektion aller Utensilien, die mit den Patienten in Berührung kommen. Die von STOKES [7] gegebene Empfehlung, Wunden mit einem sterilen Cellophanpapier zu überdecken, bewirkt zweifellos einen gewissen Schutz, löst aber das Gesamtproblem nicht.

Kabel und Elektroden bei Meßgeräten

Hier ist die einfachste Desinfektion das Abwischen mit 70%igem *Äthylalkohol*, eventuell auch *Isopropylalkohol* oder das Besprühen mit einem phenolischen Desinfektionsmittel [5].

Einwegmaterial

Wo Einwegmaterialien verwendbar sind, lösen sie nicht nur das Problem der Desinfektion, sondern auch der Sterilisation. (Über die hier gegebenen Möglichkeiten und Grenzen siehe „Strahlensterilisation", S. 80 u. Abb. 21.)

Spezielle Desinfektionsformen in USA

Die American Hospital Association [6] gibt auf Seite 94 Empfehlungen für spezielle Desinfektionen, die in Abbildung 17 wiedergegeben sind.

Kontroll- und Prüfmöglichkeiten zur Desinfektion

Die Kontrolle soll die *allgemeine* Auswirkung vor allen Dingen der laufenden Desinfektion im Sinne eines Abschneidens *aller* Infektionswege zum Ausdruck bringen. Die Prüfmethoden dienen der Feststellung der Wirksamkeit *spezieller* Desinfektionsanwendungen bzw. -verfahren.

SPECIFIC PROCEDURES FOR DISINFECTION

The following procedures for the disinfection of equipment that cannot be sterilized by heat are recommended*:

EQUIPMENT	PROCEDURE	AGENT/SOLUTION
Operating tables, trays, furniture	Washing	1 per cent to 5 per cent sodium hypochlorite and soap, a 1 per cent phenolic detergent, 2 per cent to 5 per cent aqueous iodine solution, or iodophors (iodine-organic complex).
Thermometers, transfer forceps, electric shock equipment	Continuous soaking	70 per cent isopropyl alcohol and 0.5 per cent to 2 per cent iodine. (The solution should be changed once a week and the receptacle kept covered.)
Surgical instruments	Submersion for at least 20 minutes	Formaldehyde-alcohol solution or 2 per cent aqueous glutaraldehyde.
Heat-labile catheters		Ethylene oxide gas, glutaraldehyde or formaldehyde solution USP can be used.
Heat-labile endoscopes		Glutaraldehyde, formaldehyde solution or ethylene oxide gas can be used.

*Medical Letter on Drugs and Therapeutics, Vol. 9, April 1967

Abb. 17. Spezielle Desinfektionsformen in USA, empfohlen von der American Hospital Association (AHA).

Allgemeine Kontrolle

Zur Ermittlung des hygienischen Status in einem Krankenhaus ist es zweckmäßig, einerseits die Kontaktwege in Form der Keimbesiedlung verschiedenster Gegenstände (auch Hände, Kittel und Schuhe vom Personal), daneben aber auch die Luftkeimverbreitung zu untersuchen.

Kontaktkeime

Zu ihrer Erfassung eignen sich am besten Abklatschkulturen, die eine weitgehend quantitative, qualitative und topographische Wiedergabe der Keimbesiedlung ermöglichen. Der Vorteil dieser Methode ist vor allen Dingen, daß das Ergebnis in Form der bewachsenen Abklatschkulturen Ärzten und Personal ad oculos demonstriert werden kann.

Die früher häufig verwendete Tupferabstrichmethode ist bestenfalls qualitativ verwertbar, erlaubt jedoch weder eine quantitative noch eine topographische Wiedergabe der Keimbesiedlung.
Agarflexkultur nach Kanz [4, 8, 28]. Die gut 1 Jahr bei Zimmertemperatur lagerfähigen Nährbodentaschen, auch „Kulturbeutel" genannt, werden bei Gebrauch durch Abreißen der Deckfolie (Abb. 18a) geöffnet und danach die freie Nährbodenfläche auf den zu untersuchenden Gegenstand aufgedrückt (Abb. 18b). Nach einem, spätestens nach 2 Tagen Bebrütung sind die dem Agarnährboden anhaftenden Keime zu sichtbaren Kolonien ausgewachsen (siehe Abb. 3 und 4) und geben so spiegelbildlich die Keimbesiedlung wieder.
Die „*Rodac-Plate-Technique*" leistet im Prinzip denselben Dienst wie die Agarflexkultur, wobei ebenfalls durch Abklatschen mit Nähragar die an einem Gegenstand anhaftenden Keime in einem bestimmten Flächenbereich erfaßt werden.
Neben dieser in USA üblichen Standard-Methode für die Untersuchung verschiedenster Gegenstände wird auch eine einfache Blutagarplatte zum Aufdrücken der Fingerbeeren als Standard verwendet. Diese beiden in USA üblichen Standards bringen in Grenzzahlen zum Ausdruck, ob die Maßnahmen des „Infection Controll Committee" erfolgreich waren oder nicht. Es wäre zu wünschen, daß

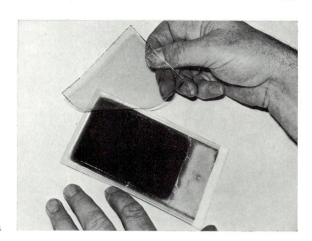

Abb. 18a. Agarflexkultur nach Kanz. Öffnen
der Nährbodentasche.

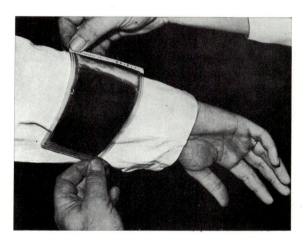

Abb. 18b. Abklatschen eines Ärmels.

mittels einheitlicher Standardmethoden auch ähnliche Grenzzahlen bei uns ermittelt werden, um eine
vergleichbare Einstufung des Hygienestatus zu ermöglichen.

Luftkeime

Hierfür eignet sich im Krankenhausbereich immer noch am besten das Aufstellen von
Sedimentationsplatten = „Luftplatten" (settle plates). Diese Methode, die sich für die
experimentelle Überprüfung von Luftdesinfektionsverfahren nicht eignet – dazu gibt es
verschiedene Arten von Luftkeimsammlern –, ist zur Erfassung des Luftkeimstatus speziell
im chirurgischen Bereich ausreichend.

Auch andere Autoren [7] bestätigen unsere Meinung, daß kleine keimbeladene Partikel, die in der
Luft länger schweben bleiben, für die Wundinfektion ohne Bedeutung sind. Wichtig sind hier nur die
sedimentierenden Keime, vor allen Dingen im Operationssaal, wo sie sich aus der Luft sowohl auf das
sterile Instrumentarium wie in das Operationsfeld direkt niederschlagen können. Wir verwenden als
Expositionszeit für die Luftplatten in der Regel zwei Stunden, wobei die Platten an verschiedenen
Stellen eines Operationssaales oder auf Station gleichzeitig auch in verschiedenen Höhen exponiert
werden. Die qualitative und quantitative Ermittlung der Keime ergibt dann ein gutes Bild über den
Grad der Gefährlichkeit einer Luftkeimverbreitung.

Spezielle Prüfmöglichkeiten

Zur Feststellung der Wirksamkeit verschiedener Desinfektionsmittel bzw. -verfahren gibt es zahlreiche geeignete Untersuchungsmethoden.

Desinfektionsmittel

Desinfektionsmittel der „Liste der DGHM"

Alle in der Liste aufgeführten chemischen Desinfektionsmittel sind einheitlich nach den „Richtlinien für die Prüfung chemischer Desinfektionsmittel" [29] untersucht, wodurch die Sicherheit für deren Wirksamkeit bei entsprechender Anwendung und Zeiteinwirkung gegeben ist.

Instrumentendesinfektionsmittel

Die Überprüfung ist nun auch in die neuen „Richtlinien" (2. Auflage) [29] aufgenommen worden, so daß in Zukunft auch die hierfür geeigneten Mittel in der Liste der DGHM erscheinen werden.

Atemvolumeter

Wie bereits erwähnt, ist die Desinfektion von Atemvolumetern bei Beatmungs- und Narkosegeräten wegen deren starker Empfindlichkeit sehr schwierig und muß deshalb immer gesondert durchgeführt werden. Um hierfür angegebene bzw. in Gebrauch befindliche Desinfektionsformen tatsächlich prüfen zu können, ist es erforderlich, das zu prüfende Objekt – in diesem Fall das Atemvolumeter – den praxisnahen Verhältnissen entsprechend experimentell zu infizieren, um nach der Desinfektion den Erfolg überprüfen zu können. Für diese schwierige methodische Frage haben PRZYBOROWSKY und MUSIELSKI [30] eine Infektionstechnik entwickelt, bei der den natürlichen Verhältnissen entsprechend sich infizierte Wassertröpfchen an den kühleren Metallflächen des Atemvolumeters kondensieren und somit die Testkeime auf die gesamte Innenfläche des Gerätes verteilen. Die Methode wurde hier deshalb erwähnt, weil bei derartigen empfindlichen Geräteteilen wie Atemvolumetern schon allein die Desinfektion, noch mehr aber deren Überprüfung, schwierig ist.

Haut- und Schleimhautdesinfektionsmittel

Über die verschiedenen Prüfmöglichkeiten von Hautdesinfektionsmitteln wurde von uns vor kurzem veröffentlicht [12]. Grundsätzlich sollen Hautdesinfektionsmittel (Hautantiseptika) bei *praktischen* Versuchen an der Haut nach einer Einwirkungszeit von *zwei Minuten* Keime abtöten.

Für die Überprüfung spezieller Schleimhautdesinfektionsmittel wurde von NULTSCH [31] der bereits erwähnte *Leinsamentest* (S. 50) angegeben. Die Besonderheit der Methode liegt darin, daß die Bakterien sich während der Einwirkung der Desinfektionsmittel in einer Schleimschicht befinden. Dadurch kann das physikalische Verhalten gegenüber einem kolloidalen System schleimiger Konsistenz und dessen Grenzflächen beurteilt werden, wodurch die Oberflächen- und Tiefenwirkung zum Ausdruck kommt. In Zusammenhang mit der Suspensionsmethode ergeben sich hier Rückschlüsse auf die Brauchbarkeit von Präparaten für die Desinfektion von *Schleimhäuten, Körperhöhlen* und *Wunden*.

Dampfdesinfektionsapparate

Prinzipiell kann die Prüfung derartiger Apparate auf biologischem oder thermoelektrischem Weg erfolgen [32]. Dadurch soll der Beweis erbracht werden, daß das keimtötende Agens (Dampf) innerhalb der vorgesehenen Zeit an allen Stellen des Desinfektionsgutes wirksam wird.

Biologische Prüfung

Mit einem Staphylokokken-Blut-Gemisch infizierte Perlgarnfäden werden nach entsprechender Präparation in einem bakteriologischen Laboratorium in sterile Filtrierpapiertäschchen verpackt und in dieser Form an die verschiedenen Expositionsstellen innerhalb des Desinfektionsgutes gebracht. Die bakteriologische Prüfung des Ergebnisses muß wieder in einem bakteriologischen Laboratorium erfolgen.

Thermoelektrische Messung

Pro Apparat werden mindestens sechs Thermoelemente benötigt, von denen fünf *innerhalb* des Desinfektionsgutes verteilt an den Stellen angebracht werden, an welchen der Dampf am schwierigsten zutreten kann. Das sechste Element wird außerhalb des Gutes in der Nähe der Dampfeinlaßöffnung angebracht zur Kontrolle. Die Messung und Registrierung erfolgt am besten durch automatische Meßgeräte (Abb. 19), deren Ergebnis in Fotokopie dem Gutachten beigelegt wird. Da der Desinfektionserfolg wesentlich von der Beschickung des Apparates bzw. von der Packweise abhängt, ist es notwendig, hierfür bestimmte Bedingungen zu schaffen, auf die ADAM [32] detailliert eingeht.

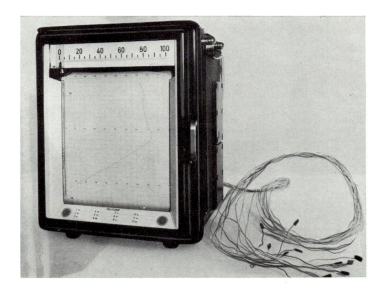

Abb. 19.   Zwölffarbenschreiber
für thermoelektrische Messung
des Temperaturverlaufes.

UV-Strahler

Die keimtötende Wirkung von UV-Strahlen mit einem Optimum um 2540 Å ist in zahlreichen Untersuchungen bewiesen worden und konnte auch von uns unter praxisnahen Bedingungen bestätigt werden [4, 8]. Ihre Wirkung hängt ab von der Strahlungsintensität gemessen an der Strahlungsdosis = Mikrowatt/Sekunden/cm². Dies bringt die auf eine Fläche auftreffende Strahlungsenergie multipliziert mit der Bestrahlungszeit zum Ausdruck. Für die Messung der Strahlungsintensität an bzw. in der Umgebung von installierten UV-Strahlern wurde ein neues handliches Gerät (Abb. 20) von der **Hanauer Quarzlampen GmbH** entwickelt.

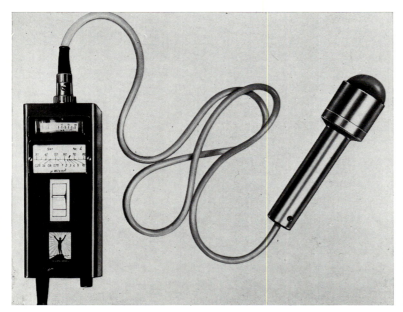

Abb. 20. Meßgerät für die Strahlungsintensität von UV-Strahlern (Fa. Original Hanau Quarzlampen GmbH., Hanau).

In unserem *Hygiene-Kontrollprogramm* stellt neben der Erfassung der Kontaktkeime und Luftkeime sowie neben der Überprüfung der Klimaanlagen mittels des elektronischen Partikelzählers die Prüfung der vorhandenen UV-Strahler mit diesem Gerät den vierten Programmpunkt dar. Damit kann nicht nur gemessen werden, in welcher Entfernung noch eine ausreichende bakterizide Wirkung vorliegt, sondern gleichzeitig auch, ob die UV-Strahler bereits einen altersbedingten Wirkungsnachlaß aufweisen.

Sterilisation

Definition: Nach dem ,,DAB7*'' heißt Sterilisation (Entkeimung): ,,Abtöten oder Entfernen aller lebensfähigen Vegetativ- und Dauerformen von pathogenen und apathogenen Mikroorganismen in Stoffen, Zubereitungen oder an Gegenständen''.

Demnach heißt auch der Begriff *steril:* ,,free from microorganisms'' [6].

Die lediglich unter bestimmten kulturellen Bedingungen züchtbaren höchst-resistenten thermophilen Sporen werden bei den üblichen Temperaturen und Einwirkungszeiten jedoch nicht abgetötet. Aus diesem Grunde wird im DAB 7 noch hinzugefügt, daß Stoffe, Zubereitungen oder Gegenstände nur dann als steril bezeichnet werden dürfen, ,,wenn sie frei sind von allen lebensfähigen Vegetativ-

* DAB 7 — DDR/68

und Dauerformen von Mikroorganismen, die unter den Züchtungsbedingungen der unter „Prüfung auf Sterilität" angegebenen Prüfmethode vermehrungsfähig sind". Da die selten vorkommenden hochresistenten thermophilen Sporen keinerlei Pathogenität aufweisen und für ihre Entwicklung auch besondere Voraussetzungen bestehen, wird nach dem DAB 7 die Vernichtung dieser Keime nicht gefordert.

Deswegen wurde in Österreich von DOSCH [35] der Begriff der *Sanation* vorgeschlagen. Hierunter versteht man die Abtötung von vegetativen Formen und Dauerformen der Bakterien sowie von Viren, Rickettsien, Pilzen und Protozoen; ausgenommen sind lediglich die höchstresistenten thermophilen Sporen. Die *Sterilisation* wird als höchste Stufe der Entkeimung angesehen, die nur dann vorliegt, wenn auch die höchst resistenten thermophilen Sporen abgetötet wurden.

Nach dem Österreichischen Arzneibuch ist dies im Dampfsterilisator erst bei einer Temperatur von 140°C und einer Einwirkungsdauer von 20 Min. der Fall. Eine Sterilität in diesem Sinn wird nur bei solchen Materialien für notwendig gehalten, die dem menschlichen Körper implantiert oder in großer Menge parenteral appliziert werden.

Tabelle 3 zeigt die im DAB 7 angegebenen Sterilisationsverfahren und Kennzeichnungen sowie Daten über die Aufbewahrung und Verwendbarkeitsdauer der sterilisierten Materialien.

Tabelle 3. Übersicht über die Sterilisationsverfahren des DAB 7 – DDR/68. (Aus: Schmidt, J., G. Naumann, W. Horsch: Sterilisation, Desinfektion und Entwesung. Edition Leipzig, Leipzig 1968.)

Verfahren	Temp. (°C)	Druck des gesättigten, luftfreien Dampfes	Abtötungszeit (min)[1]
a₁ Dampfsterilisation	121—124	1,1—1,3 atü	12
a₂ Dampfsterilisation	134—136	2,0—2,1 atü	6
b Heißluftsterilisation	180—200	—	25
c Tyndallisation	100	—	30 (4×)
d Bakterienfreie Filtration	—	—	—
e Aseptische Herstellung	—	—	—
Entpyrogenisierung (Dampf)	121—124	1,1—1,3 atü	120
Entpyrogenisierung (Heißluft)	200	—	60

Kennzeichnung bei fehlender Sterilitätskontrolle[2]		Aufbewahrung	Verwendbarkeitsdauer[3]
„Dampfsterilisiert"	„Zuverlässige Verf."	Ampullen max. 5 Jahre, andere Behältnisse max. 2 Jahre	Infusionsflaschen nur einmalige Entnahme!
„Heißluftsterilisiert"			
„Tyndallisiert"			Mehrdosen-Behältnisse
„Bakterienfrei filtriert"		Bei Sterilisation nach Verf. d oder e ohne Sterilitätskontrolle max. 4 Wochen im Kühlschrank	a) mit Konservierungsmittel: 48 h im Kühlschrank
„Aseptisch hergestellt"			b) ohne Konservierungsmittel: 12 h im Kühlschrank
—			
—			

[1]) Die vom DAB 7 angegebenen Abtötungszeiten schließen den Sicherheitszuschlag ein. Dieser Abtötungszeit ist die experimentell ermittelte Ausgleichszeit zuzuschlagen: Abtötungszeit + Ausgleichszeit = Sterilisierzeit.

[2]) Bei erfolgter Sterilitätskontrolle bzw. Prüfung auf Pyrogenfreiheit wird als „steril" bzw. „pyrogenfrei" deklariert.

[3]) Gemeint ist Verwendbarkeit nach erster Entnahme.

Abbildung 21 gibt einen Überblick über die möglichen Sterilisationsverfahren, wobei die drei für den praktisch tätigen Chirurgen wichtigsten Verfahren *Heißluft, Autoklav* und *Gassterilisation* besonders gekennzeichnet sind. Am unteren Rand dieser Übersicht sind die jeweils in Frage kommenden Sterilisationsmaterialien eingetragen. Prinzipiell ist die Sterilisation auf physikalischem und chemischem Weg möglich.

Physikalische Sterilisation

Für die chirurgische Praxis sind hier die wichtigsten Verfahren die Verwendung von *trockener* Hitze in Form der Heißluftsterilisation und von *feuchter* Hitze in Form der Autoklavierung, die für Klinik und Praxis die sichersten und auch am meisten angewandten Sterilisationsmethoden darstellen.

Trockene Hitze

Von den beiden hier in Frage kommenden Verfahren des Ausglühens bzw. Abflammens und der Heißluftanwendung bleibt das erstere nur auf wenige Ausnahmefälle beschränkt (siehe Abb. 21), während die Heißluftsterilisation eine viel verbreitete Form ist.

Ausglühen und Abflammen (Flambieren)

Da das *Verbrennen* insofern keine Sterilisation darstellt, als eine Weiterverwendung am Menschen ausgeschlossen ist, wurde es im Sinne einer Beseitigung von infektiösem Material bereits unter „Desinfektion" besprochen.

Ausglühen

Das Ausglühen von Metallgegenständen erbringt nach Erreichen der Rotglut (über 540°C) einen sicheren Sterilisationseffekt.

Die Anwendung bleibt aber vorwiegend auf das bakteriologische Laboratorium beschränkt, wo Impfösen und -nadeln auf diese Weise sterilisiert werden. Auch Pinzetten können notfalls auf diesem Weg sterilisiert werden, wobei allerdings ein Aufglühen nicht abgewartet werden muß, da deren Oberfläche schon in derselben Zeit steril wird wie beim Ausglühen der Ösen oder Nadeln. Die Materialschädigung ist aber so groß, daß die Methode wirklich nur auf den Laborbereich beschränkt bleiben soll und für klinische Eingriffe nur im *Notfall* zur Anwendung kommen kann.

Für die Schutzimpfung können auch *Lanzetten* (Pockenschutzimpfung) auf diese Weise sterilisiert werden.

Abflammen (Flambieren)

Auch ein mehrmaliges langsames Durch-die-Flamme-Ziehen erbringt keine sichere Sterilität, da die erforderliche Oberflächentemperatur nur selten erreicht wird. Bei Porzellanschalen mit rauher Oberfläche (Mörser) muß bedacht werden, daß in dem porösen Material einzelne Keime der direkten Flamme entzogen werden können. Das Eintauchen von Instrumenten in *Alkohol* mit anschließendem Anzünden erbringt keine Sterilität. Ebensowenig kann eine Metallfläche (Schalen) durch Übergießen mit Alkohol und Anzünden desselben sterilisiert werden, da hier die erforderlichen Hitzegrade einfach nicht erreicht werden. Das Abflammen kann also wirklich nur ein Notbehelf sein.

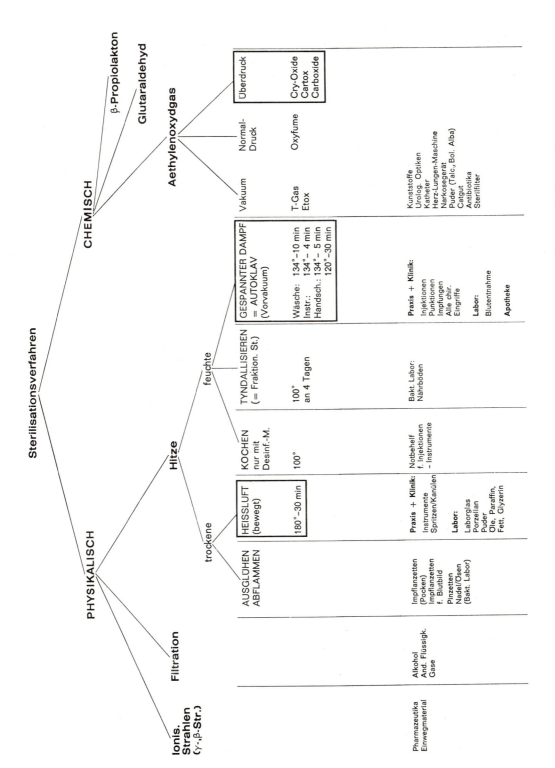

Abb. 21. Sterilisationsverfahren und ihre Anwendungsmöglichkeiten (umrandet die für Klinik und Praxis wichtigen Verfahren).

Heißluft

Bei der Heißluftsterilisation handelt es sich um die Anwendung der erhitzten trockenen Luft zum Zwecke der Entkeimung in Apparaten, die man als Heißluftsterilisatoren bezeichnet (Sterilisationsverfahren b des DAB 7).

Anwendungsgebiet

In Heißluft können alle thermostabilen bzw. nicht brennbaren Materialien sterilisiert werden:

Glas (Spritzen, Pipetten, Petrischalen und anderes Laborglas, aber auch Leerampullen und Infusionsflaschen), *Metall* (Instrumente wie Scheren, Skalpelle, Pinzetten, Kanülen u. a.) und *Porzellan*.

Außerdem ist Heißluft auch verwendbar für die Entkeimung von *thermostabilen pulverförmigen Arzneistoffen* (Talkum, Bolus) sowie von Materialien, die kein Wasser enthalten und demzufolge im Autoklav nicht sterilisiert werden können *(Fette, Öle, Wachse, Salbengrundlagen, flüssiges Paraffin, Glyzerol, nichtwässerige Lösungen thermostabiler Substanzen)*.

In Heißluft nicht sterilisierbar sind:

Verbandmaterialien, Wäsche, Watte, Gummi (Handschuhe, Stopfen), Kunststoffgeräte (Katheter, Spritzen usw.), Papier, Leinwand und Seide (letztere bilden bei 160°C leicht Röstprodukte). Ebensowenig können wässerige und alkoholische Lösungen sterilisiert werden. Die meisten organischen Arzneistoffe würden sich bei der Heißluftsterilisation zersetzen. Auch Geräte aus Achat und Email werden wegen Abspringens besser im Autoklav sterilisiert.

Vorteile und Nachteile

Die *Vorteile* der Heißluftsterilisation bestehen darin, daß die Installation der Geräte unabhängig von Wasser- und Dampfanschlüssen erfolgt und das Verfahren im Vergleich zum Autoklaven einfacher zu handhaben, weniger störanfällig, weniger aufwendig und billiger ist. Das Sterilisiergut kann *trocken* entnommen werden, was bei modernen Kleinautoklaven allerdings auch gewährleistet ist. Vorteilhaft ist zweifellos, daß Instrumente, Spritzen etc. in Metallbehältern *verpackt* sterilisiert werden können, da die Luft die Wärme überträgt. Im Gegensatz hierzu ist der Wasserdampf nicht nur bloßer Wärmeüberträger, sondern auch selbst sterilisierendes Agens, weshalb ihm durch ,,Durchtritts- oder Eintrittsöffnungen" der unmittelbare Zutritt zum Sterilisiergut ermöglicht werden muß.

Die *Nachteile* liegen darin, daß die *Sterilisierzeit* trotz wesentlich höherer Temperaturen länger ist als bei Autoklaven, daß weiter die Heißluft ein geringeres Durchdringungsvermögen als Dampf aufweist und ein schlechterer Wärmeleiter ist. Auch kommt es durch die hohen Heißlufttemperaturen eher zu Schädigungen an Instrumenten in Form einer Beeinträchtigung der Schneidefähigkeit von Skalpellen oder der Schärfe von zahnärztlichen Bohrern.

Wirkungsweise der trockenen Heißluft

Durch den Einfluß der trockenen Hitze werden die Bakterien und Sporen weitgehend ausgetrocknet. Empfindliche vegetative Formen werden hierdurch bereits stark geschädigt. Bei den meisten Keimen und besonders bei Sporen wird jedoch die Koagulationsfähigkeit des Eiweißes durch den Wasserentzug stark herabgesetzt und erfolgt erst bei Temperaturen über 160°C. Deshalb müssen für die Sterilisation mit Heißluft höhere Temperaturen angewendet werden als bei der Sterilisation mit Dampf. Von besonderer Bedeutung für die Abtötung sind Oxydationsprozesse, die zu Veränderungen der chemischen Struktur der Bakterien und Sporen führen und deren Tod bedingen [36].

Sterilisierzeit und -temperatur

Die Heißluftsterilisation hat bei einer Sterilisiertemperatur von 180° bis 200°C zu erfolgen. Nach der DIN 58946 [37] ist eine Heißlufteinwirkung von *mindestens* 180°C erforderlich. Die *Abtötungszeit* einschließlich *Sicherheitszuschlag* beträgt 25 Minuten (DAB 7). Hierzu muß noch die *Ausgleichszeit* addiert werden, die für das jeweilige Sterilisiergut experimentell zu ermitteln ist, um zur *Sterilisierzeit* zu gelangen. Die *Chargenzeit* ist nach DIN 58946 vom Juni 1967 die Zeitspanne für den vollständigen Ablauf der Sterilisation vom Beginn des Einbringens der Sterilisiercharge bis zum Ende der Entnahme aus dem Sterilisator.

Für die Heißluftsterilisation ergibt sich folgender Zeitablauf:

1. *Erwärmungszeit* als die Zeitspanne vom Beginn der Wärmezufuhr bis zum Erreichen der Betriebstemperatur an der Meßstelle des Thermometers.
2. *Sterilisierzeit* als die Zeitspanne, die sich aus Ausgleichszeit, Abtötungszeit und Sicherheitszuschlag zusammensetzt.

    Ausgleichszeit ist die Zeitspanne zwischen dem Erreichen der Betriebstemperatur an der Meßstelle des Thermometers und dem Erreichen der Sterilisiertemperatur an allen Stellen des Sterilisiergutes.

    Abtötungszeit ist die Zeitspanne, in der bei einer Temperatur von *mindestens 180° C* alle Keime abgetötet werden.

    Sicherheitszuschlag ist die Zeitspanne zur Kompensation einer erhöhten Resistenz der abzutötenden Keime und in der Praxis auftretender Schwankungen der Ausgleichszeit.
3. *Abkühlzeit* als die Zeitspanne vom Abstellen der Energiezufuhr nach beendeter Sterilisierzeit bis zum Abfall der Temperatur auf 80°C am Thermometer.

Abbildung 22 zeigt ein idealisiertes Meßband einer Heißluftsterilisation. Der hier noch verwendete Begriff „*Betriebszeit*" soll mit Rücksicht auf Durchlauf-Sterilisationsverfahren durch das Wort „*Chargenzeit*" ersetzt werden.

Bei Luftumwälzung genügt die Sterilisierzeit von 30 Minuten bei mindestens 180° C.

Es kommt hier darauf an, daß es sich um eine *gerichtete mechanische Luftumwälzung* handelt, wobei die Luftbewegung in der Sterilisierkammer durch eine mechanische Einrichtung, die sich außerhalb der Sterilisierkammer befindet, erzeugt wird und die Luft in kontinuierliche oder ihre Richtung wechselnde Strömung versetzt wird (DIN 58946).

Eine lange nicht so gute Wirkung hat die *Luftdurchwirbelung,* wobei durch eine mechanische Einrichtung, die sich innerhalb der Sterilisierkammer befindet, die Luft zur Wirbelbildung veranlaßt wird.

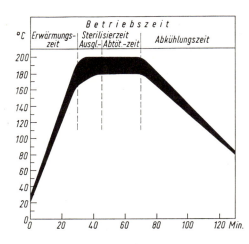

Abb. 22. Idealisiertes Meßband einer Heißluftsterilisation unter gleichzeitiger Markierung der einzelnen Phasen der Betriebszeit. (Nach PRZYBOROWSKI und WÜRFEL: Leitfaden für die Sterilisationspraxis. Johann Ambrosius Barth, Leipzig 1966.)

Am ungünstigsten ist eine rein *thermische Luftbewegung,* die darauf beruht, daß Luft höherer Temperatur ein geringeres spezifisches Gewicht hat als kühlere Luft. Die durch Anheizen erwärmte Luft steigt auf und kann durch entsprechende Leitflächen als Luftbewegung gesteuert werden.

Die beste Wärmeverteilung und der schnellste und auch vollkommene Wärmeausgleich wird nur durch eine gerichtete mechanisch erzeugte Luftzirkulation gewährleistet, weshalb auch aus Sicherheitsgründen solchen Geräten der Vorzug gegeben werden soll.

Wir haben bei der laufenden Überprüfung von Heißluftsterilisatoren aller Typen mittels Sporenerde in etwa 60% Unsterilität gesehen, die immer nur dann auftrat, wenn keine gerichtete mechanische Luftumwälzung vorhanden war.

Problematik der Heißluftsterilisation

Bei der Heißluftsterilisation müssen eine Reihe von Gesichtspunkten beachtet werden, um einen sicheren Sterilisationseffekt bei gleichzeitig möglichst geringer Schädigung der Materialien zu erreichen.

Beschickung eines Heißluftsterilisators:

Während bei mechanischer Luftumwälzung (Zirkulation) Beschickung und Füllung des Sterilisators kaum eine Bedeutung haben, ist bei Geräten mit Luftdurchwirbelung und noch mehr bei Geräten mit thermischer Luftumwälzung die *Ausgleichszeit (= Hinkezeit)* ganz von Grad und Art der Beschickung bzw. Füllung des Apparates abhängig und muß jeweils bei jedem Gerät experimentell ermittelt werden. Diese Prüfung kann in der Regel von jedem hygienischen oder bakteriologischen Institut vorgenommen werden und wird am zweckmäßigsten mittels physikalischer Methoden (Thermoelemente) durchgeführt. Eine in gewissen Abständen durchzuführende laufende Kontrolle der Geräte mittels Sporenerdeproben (siehe Kontrolle und Prüfung, S. 94) ist auf jeden Fall zu empfehlen.

Das Material muß *trocken* in den abgekühlten Sterilisator gebracht werden. Das Einlegen noch feuchter Materialien führt infolge der Verdunstungskälte zu einem nicht kontrollierbaren Absinken der Temperatur. Außerdem ist bei Glassachen die Bruchgefahr erhöht.

Eine gründliche *Vorreinigung* aller Instrumente, insbesondere aber von Spritzen, Kanülen, aber auch von Glassachen ist eine wesentliche Vorbedingung. Insbesondere müssen anhaftende Blut- oder Serumreste sowie Öl- und Fettbestandteile, aber auch Eiter u. ä. entfernt werden. Auch anorganische Stoffe (Calcium- und Magnesiumcarbonat, Rost, Reste von Reinigungschemikalien u. a.) sind als Verunreinigung von Bedeutung. In Gegenwart derartiger Verbindungen kann es zu einer Beeinträchtigung des Sterilisationseffektes kommen, da sie einen Schutz vor der Wirkung der trockenen heißen Luft ausüben können. In einem Versuch von WALTER [18] konnten chirurgische Instrumente nach gründlicher Reinigung bei 160°C in einer Stunde sterilisiert werden, während dies bei Vorhandensein organischer Substanzen erst nach vier Stunden der Fall war. Von besonderer Wichtigkeit ist das *Ansatzstück* der Kanülen, deren freier Ansatzraum von STOCKMANN [18] als ein „ausgesprochener Schlammfänger für Medikamente, Sanguis und anderes mehr" bezeichnet wird. Kanülen, die zu intramuskulären Injektionen *öliger* Flüssigkeiten verwendet worden waren, zeigten am häufigsten Verunreinigungen, dann folgten Kanülen für *Blutentnahmen* und schließlich Kanülen zur *subkutanen* Injektion von nichtöligen Medikamenten.

Pulverförmige Materialien (Talkum, Bolus alba), ferner Öle, Paraffin, Fett und Glyzerin benötigen eine sehr lange Anheizzeit. Deshalb müssen hier sowohl die Anheiz- wie Sterilisationsdauer experimentell ermittelt werden, zumal diese von der Größe und dem Füllvolumen der Gefäße abhängen.

Ärztliche und zahnärztliche *Instrumente* werden durch die Heißluftsterilisation *geschädigt:*

Die aus *nichtkorrosionsfestem Kohlenstoffstahl* hergestellten Instrumente müssen eine oberflächliche Schutzschicht aufweisen, da sonst Oxydationsprozesse am Eisen ablaufen, die die Schneidefähigkeit beeinträchtigen. Eine Härteverminderung tritt dabei nicht auf, so daß es möglich ist, durch Entfernen der Oxydschicht (nach Schleifen) die alte Schneidefähigkeit wieder herzustellen.

Als Oberflächenschutz eignet sich die Vernickelung besser als die Verchromung; denn Nickel besitzt im Gegensatz zum Chrom nahezu die gleiche Wärmelängenausdehnungszahl wie Stahl. Zur Verminderung der Härtespannungen (Sprödigkeit) wird der Kohlenstoffstahl auf etwa 250°C angelassen. Diese Anlaßtemperatur soll bei der Heißluftsterilisation nicht überschritten werden. Somit ist eine Schädigung derartiger Instrumente bei intaktem Oberflächenschutz nicht zu erwarten. Auch die Vernickelung erfährt durch Temperaturen bis 200°C keine Beeinträchtigung. Eine *Chromschutzschicht* kann dagegen infolge der vom Eisen unterschiedlichen Ausdehnungszahl eher von der Unterlage abspringen. Die meisten chirurgischen Instrumente sind aus nicht-korrosionsfestem Kohlenstoffstahl hergestellt. Seltener findet der nicht oder nur durch Abkochen angelassene *korrosionsfeste Chromstahl* Verwendung [18].

Beim *Kühlen* mit steriler Kaltluft ist eine Filterkontrolle erforderlich, um eine Reinfektion zu vermeiden.

Heißluftsterilisatoren

Mit Luftumwälzung. Den sichersten Sterilisationseffekt, da von Art und Umfang der Beschickung weitgehend unabhängig, erbringen Geräte mit *gerichteter mechanischer Luftumwälzung,* weil hier die Ausgleichszeit (Hinkezeit) den geringsten Schwankungen unterworfen ist. Es kommt nicht so sehr auf die Bewegung der Heißluft schlechthin an, sondern auf ihre *Zirkulation,* wobei die gesamte Luft abgesaugt und nach Leitung über Heizaggregate wieder zugeführt wird (Abb. 23).

Geräte mit mechanischer *Luftdurchwirbelung,* die durch eine innerhalb der Sterilisierkammer befindliche mechanische Einrichtung erzeugt wird, beinhalten die Gefahr von „toten Winkeln", deren nachteilige Existenz wiederum von der Füllung abhängt. Man kann sich durch Einlegen kleiner Watteflocken in den verschiedenen Ecken solcher Sterilisatoren leicht überzeugen, ob hier bei eingeschaltetem Gebläse eine Bewegung herrscht oder nicht [17].

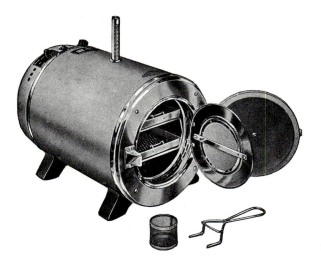

Abb. 23. Heißluftsterilisator „Frigosteril"
mit mechanischer Luftumwälzung.

Geräte mit nur *thermischer Luftbewegung* sind hinsichtlich der Ausgleichszeit am stärksten von der Beladung abhängig und sind wegen der damit verbundenen Unsicherheit bezüglich des Sterilisationseffektes für Praxis und Klinik der Chirurgen nicht zu empfehlen.

Andere Konstruktionen. Die hier zu besprechenden drei Sterilisationsverfahren wurden von DARMADY und Mitarb. [bei 19] entwickelt, werden aber im deutschen Raum praktisch nicht verwendet. Es war auch nicht möglich, hierüber praktische Erfahrungen zu ermitteln:

a) *„Conveyor oven"*, der als Durchlaufsterilisator ausschließlich für Spritzen gedacht ist und entweder mit Infrarot-Strahlen oder Heißluft betrieben werden kann. Es muß an dieser Stelle vermerkt werden, daß das Prinzip der Infrarotstrahlen von technischen Fachkreisen skeptisch beurteilt wird.
b) Beim *Hochvakuum-Infrarot-Sterilisator* derselben Autoren werden Temperaturen bis maximal 280°C erreicht und anschließend mit keimfrei filtriertem Stickstoff gekühlt, um dadurch eine Oxydation der Instrumente zu vermeiden.
c) Der *Aluminium-Block-Sterilisator* ebenfalls von DARMADY und Mitarb. dient zur Sterilisation kleiner Gerätemengen, wobei die Wärme durch *Leitung* an das Sterilisiergut abgegeben wird. Das Gerät sterilisiert bei 190°C in 30 Min. und soll maximale Temperaturschwankungen von +/—2°C aufweisen.

Der *Kugel-Sterilisator* nach DESSART [19] wird in der zahnärztlichen Praxis für die Schnellsterilisation von Bohrern und Nadeln verwendet. Die Instrumente werden hier wenige Sekunden zwischen Glaskügelchen gesteckt, die ständig auf 230°C gehalten werden.

Kontrolle und Prüfung von Heißluftgeräten (siehe Prüfung von Sterilisatoren, S. 94).

Feuchte Hitze

Von den hier zu besprechenden Sterilisationsverfahren kommt für Klinik und Praxis des Chirurgen nur die *Dampfsterilisation* im Autoklaven in Frage. Sie ist die sicherste Sterilisationsmethode überhaupt. Die anderen Verfahren sind entweder nur ein Notbehelf (Kochen mit desinfizierenden Zusätzen) oder auf bestimmte Aufgaben wie die Sterilisation von Nährböden im bakteriologischen Laboratorium (Tyndallisieren) beschränkt.

Physikalische Grundbegriffe

Da es für die Erzielung eines sicheren Sterilisationseffektes sehr auf die Einhaltung bestimmter physikalischer Grundbedingungen ankommt, sollen im folgenden die wichtigsten Begriffe kurz erläutert werden [19].

Siedepunkt: Der Siedepunkt ist vom Luftdruck (Barometerstand in mmHg) abhängig. Er steigt bei Zunahme des Druckes. In einem offenen Gefäß kann eine Flüssigkeit nur bis zu dem Siedepunkt erhitzt werden, der dem äußeren Druck entspricht, in geschlossenen Gefäßen dagegen steigen Dampfspannung (Druck) und Siedepunkt.

Tabelle 4 zeigt die Abhängigkeit des Siedepunktes von der Höhe über dem Meeresspiegel und damit vom Barometerstand.

Tabelle 4. Siedepunkt bei verschiedenen Höhen über dem Meeresspiegel (nach Wallhäuser u. Schmidt, Sterilisation, Desinfektion, Konservierung, Chemotherapie. Georg Thieme Verlag, Stuttgart 1967).

Höhe über dem Meeresspiegel in Metern	Barometerstand mm Hg	Siedepunkt ° C
00	760,0	100,0
500	713,9	98,26
1000	671,0	96,5
2000	591,7	93,1

Siedepunkterhöhung: Werden Salze zugesetzt, so erhöht sich der Siedepunkt. Eine gesättigte NaCl-Lösung siedet beispielsweise erst bei 148°C, der entweichende Wasserdampf hat jedoch nur 100°C und einen Druck von 760 mmHg.

Strömender Dampf: 100°C, 1 atm, bei geöffnetem Gefäß.

Gespannter Dampf: Wird Wasser in einem geschlossenen Gefäß erhitzt, so steigt die Temperatur des Wassers und des Dampfes auf über 100°C, ebenso steigt auch der Dampfdruck (= Spannung).

atm: atm-Druck (kg/cm²). Der Dampf von offen siedendem Wasser hat einen Druck von 1 atm (= strömender Dampf).

atü: Atmosphärenüberdruck. Gespannter Dampf von 120°C hat dagegen einen Druck von 2 atm oder 1 atü.

Gesättigter Dampf (Sattdampf): In einem *gegebenen* Raum bildet sich bei *konstanter* Temperatur eine bestimmte Dampfmenge. Wasserdampf, der mit Wasser unmittelbar in Berührung steht, ist stets gesättigt. Er ändert bei Raumveränderungen nicht seine Spannung (nur das Mengenverhältnis von Flüssigkeit zu Dampf verändert sich). Mit steigender Temperatur nimmt die Spannung des gesättigten Dampfes immer rascher zu, solange noch Wasser vorhanden ist, das verdampfen kann. Der Druck ist hier also nur von der Temperatur abhängig.

Ungesättigter Wasserdampf: Wird ein gegebener, mit Wasserdampf gesättigter Raum, in dem *kein Wasser* mehr vorhanden ist, vergrößert, so füllt der Dampf auch den vergrößerten Raum aus, ist aber nicht mehr gesättigt, da der vergrößerte Raum ja mehr Wasserdampf aufnehmen könnte. Dieser ungesättigte Dampf folgt den Gasgesetzen. Er hat bis jetzt nicht die Spannkraft, die einer gegebenen Temperatur entspricht. Dies ist für die Sterilisation von Bedeutung. *Ungesättigter Dampf ist also nicht so wirksam (keimtötend) wie gesättigter Dampf.*

Überhitzter Dampf (Heißdampf): Er entsteht bei weiterer Wärmezufuhr, also steigender Temperatur, in einem gegebenen Raum, wenn keine Flüssigkeit mehr vorhanden ist (bei Autoklaven mit Wasserfüllung darauf achten!). Der Druck dieses überhitzten Dampfes ist im Gegensatz zum gesättigten Dampf von Temperatur und Volumen abhängig.

Naßdampf: Beim Abkühlen von gesättigtem Dampf kondensiert ein Teil des Wassers, das sich an den Wänden des Gefäßes bzw. auf dem Sterilisationsgut niederschlägt und bei letzterem zu einer Durchnässung führt, z. B. bei Watte, Verbandstoff etc. Beim Betreiben von Autoklaven mit „Leitungsdampf" von einer zentralen Versorgungsstelle muß das sich in der Leitung bildende Kondenswasser durch vorgeschaltete „Kondenstöpfe" abgefangen werden.

Dampfgewicht: 1 Liter Dampf von 100°C wiegt 0,606 g.

Luftgewicht: 1 Liter Luft von 20°C wiegt 1,206 g.

Dampf-Luft-Gemisch: Leitet man Dampf in ein luftgefülltes Gefäß ein, so ist die Spannkraft des Gasgemisches nach dem DALTONschen Gesetz gleich der Summe der Einzeldrucke. Demnach besitzt der gesättigte Dampf im lufterfüllten Raum dasselbe Spannkraftmaximum wie im nur dampfgefüllten Raum. Man kann also – *das ist für die Sterilisation besonders wichtig* – aus dem Manometerdruck eines Autoklaven nicht auf die Dampftemperatur schließen. Diese muß stets getrennt kontrolliert werden (zweckmäßig am Dampfaustrittsstutzen). Eine am Austrittsstutzen gemessene Dampftemperatur von 100°C zeigt an (das gilt allerdings nur für den nichtbeschickten Apparat), daß alle Luft aus dem Raum verdrängt ist. Poröses Füllgut (Watte, Wäsche usw.) hält die Luft sehr lange und ist deshalb noch nicht luftfrei, wenn die Temperatur des Austrittsdampfes 100°C beträgt.
Die Restluftentfernung ist die wichtigste physikalische Bedingung für die Sterilisation.
Sie wird am sichersten durch *Vorvakuum* erreicht.

Kochen

Durch Kochen in Wasser allein ist *keine Sterilisation* zu erreichen. *Soda*zusatz erhöht zwar die keimtötende Wirkung, reicht aber für eine Sterilisation nicht aus.
Lediglich Kochen mit *desinfizierenden Zusätzen* kann eine Sterilität erbringen.

Der *Nachteil* dieser Methode ist, daß die Reste solcher Zusätze aus den Spritzen und Kanülen mittels sterilen destillierten Wassers ausgewaschen werden müssen. Dabei ist destilliertes Wasser a priori nicht als steril anzusehen, sondern es muß eigens sterilisiert werden. Durch diesen notwendigen Prozeß des Nachspülens ist immer die Gefahr einer Re-Infektion gegeben. Deshalb kann auch das Auskochen mit desinfizierenden Zusätzen nur als *Notmaßnahme* gelten, die wirklich nur in Notsituationen angewandt werden soll. Als eine besonders schlimme Verkennung der Tatsachen bezeichnet es STUTZ [38], wenn dem in der Praxis tätigen Arzt minder wirksame Methoden zugebilligt werden als dem in der Klinik tätigen, als ob der Kranke nicht in beiden Fällen den unabdingbaren Anspruch hätte, nach den Regeln der Kunst behandelt zu werden. In den Richtlinien des Bundesministers des Inneren vom 22. 5. 1956 [bei 38] für die Ausführung von Injektionsimpfungen sowie zur Sterilisation von Spritzen, Hohlnadeln usw. bei Reihenimpfungen und bei der Blutentnahme werden die Dampfsterilisation (20 Min. bei 120°C = 1 atü, 10 Min. bei 134°C = 2 atü) und die Heißluftsterilisation (30 Min. bei 180°C) empfohlen; als *Notmaßnahme* ist die Sterilisation durch Auskochen in einer wässerigen Lösung, die *0,5 bis 1% Formalin* und 0,5% Natriumnitrit enthält, während 30 Minuten angeführt. Das Natriumnitrit (N. nitrosum) ist dabei an die Stelle der Soda (N. carbonicum) getreten. Die Reste der Kochflüssigkeit sollen durch mehrmaliges Hin- und Herbewegen des Kolbens aus dem Spritzeninneren entfernt werden. Diese Lösung enthält 0,17 bis 0,2% Formaldehyd.
Gegen die von manchen Autoren empfohlenen Kochzusätze wie *Zephirol, Tego, Sporil* und *Merfen,* werden von anderen Autoren wieder Bedenken angemeldet. Die äußerst schwierige Problematik dieser Kochzusätze wird bei KONRICH-STUTZ [38] eingehend dargelegt.
So ist zum Beispiel nach Auskochen unter Sporil-Zusatz festgestellt worden, daß geringe Restmengen in der Spritze im Zuge der Blutentnahme den Ausfall der WaR, der MKR II und Citochol-Reaktion verstärken, während größere Mengen diese Reaktionen abschwächen.
Da die Beschaffung geeigneter Geräte für die Spritzensterilisation (Heißluftsterilisatoren oder Klein- bzw. Spritzenautoklaven) heute keine Schwierigkeiten mehr macht, muß das Auskochen mit Zusätzen wirklich nur auf Notfallsituationen im Sinne einer *Notmaßnahme* beschränkt bleiben.

Das Einlegen von Instrumenten in *Alkohol* scheidet sowohl für die Sterilisation wie auch für die Aufbewahrung bereits vorsterilisierter Instrumente aus (siehe Chemische Sterilisation, S. 93).

Über *Gefahren* durch Fehler in der Sterilisation wird in den beiden Abschnitten „Hepatitis und Sterilisation" und „Gasbrand und Sterilisation" (S. 79) berichtet werden.

Tyndallisieren (fraktionierte Sterilisation)

Die Methode der Tyndallisation, auch *fraktionierte* oder *mehrzeitige* oder *diskontinuierliche Sterilisation* genannt, beruht darauf, daß die zu sterilisierenden Materialien an mindestens vier aufeinanderfolgenden Tagen mit strömendem Wasserdampf von 100°C behandelt werden. In der Zwischenzeit sind die zu sterilisierenden Stoffe oder Zubereitungen vor Licht geschützt bei einer Temperatur von 20° bis 25°C aufzubewahren, damit nicht abgetötete Sporen auskeimen können.

Da diese Methode im pharmazeutischen Bereich kaum noch Verwendung findet, beschränkt sie sich praktisch auf die Herstellung von *Nährböden im bakteriologischen Laboratorium*.

Dampfsterilisation im Autoklav

Bei der Dampfsterilisation (Dampfdrucksterilisation) handelt es sich um die Anwendung des gespannten, gesättigten (und in der Regel luftfreien) Wasserdampfes zum Zwecke der Entkeimung der verschiedensten Sterilisiergüter in Geräten, die man als Dampfsterilisatoren (Sterilisierautoklaven) bezeichnet.

Wirkung

Dampf wirkt zunächst wie Heißluft als Wärmeüberträger, jedoch intensiver als diese, weil der hohe Wärmeinhalt des Dampfes (Verdampfungswärme) unter Kondensation auf das Gut übertragen wird. Darüber hinaus ist der Dampf unmittelbar sterilisierendes Agens, das durch Hydratisierung, Eiweißkoagulation und -hydrolyse keimtötend wirkt. Die anzuwendenden Abtötungszeiten und -temperaturen sind demzufolge kürzer bzw. niedriger als bei der Heißluftsterilisation.

Bei der *Sterilisation von Oberflächenpräparaten* (Verbandmaterial, Wäsche, Instrumente, Leergefäße usw.) ist es der im Sterilisator erzeugte Dampf selbst, der sterilisierend wirkt. Dazu muß er *luftfrei* sein. Bei der *Sterilisation verschlossener, gefüllter Gefäße* (Ampullen, Infusionsflaschen) wirkt der

Tabelle 5. Absterbeordnung von Erdsporen der Resistenzstufe III bei Einwirkung von Wasserdampf (nach Konrich). (Aus: Schmidt, J., G. Naumann, W. Horsch: Sterilisation, Desinfektion und Entwesung. Edition Leipzig, Leipzig 1968.)

Dampf-Temp. (°C)	Abtötungszeit
100	(nach 17 h noch Wachstum)
105	7 h
108	7 h
110	2 h
112	30 min
115	15 min
118	12 min
120	6 min
125	4 min
130	1 min
135	0,5 min

im Sterilisator erzeugte Dampf lediglich als Wärmeüberträger und das im Inneren des Gefäßes befindliche, auf die Abtötungstemperatur gebrachte Wasser sowie sein Dampf wirken keimtötend. Somit können nur *wasserhaltige* Präparate in verschlossenen Gefäßen dampfsterilisiert werden.

KONRICH [38], dem die wissenschaftlich-bakteriologische Fundierung der Dampfdrucksterilisation zu verdanken ist, fand, „daß die Tötungskraft des Dampfes bei steigender Temperatur zunächst langsam, dann immer rascher zunimmt". Die Ergebnisse veranschaulicht die Absterbeordnung (Tab. 5). KONRICH experimentierte hierbei mit Erdsporen der Resistenzstufe III, die bei 100°C eine Dampfresistenz von 20 h und bei 120°C eine solche von 5 Minuten aufwiesen.

Tabelle 6 zeigt die Einteilung der Mikroorganismen in vier verschiedene Resistenzstufen nach STUTZ [38]. Als Maßstab für die medizinische und pharmazeutische Sterilisation werden die mesophilen nativen Erdsporen der Stufe III verwendet. Sie sind in gedüngter Gartenerde vorhanden und lassen sich auch bei der üblichen Bebrütungstemperatur von 37°C züchten (mesophile Sporen). Hierzu gehören die Sporen zahlreicher Saprophyten mit einer Dampfresistenz von 20 bis 30 h und darüber sowie die medizinisch bedeutsamen *pathogenen anaeroben Sporenbildner* (Cl. tetani, Cl. botulinum sowie die verschiedenen Erreger der Gasbrandgruppe).

Tabelle 6. Resistenzstufen der Mikroorganismen aufgrund unterschiedlicher Widerstandsfähigkeit gegenüber Hitze (nach Stutz). (Aus: Schmidt, J., G. Naumann, W. Horsch: Sterilisation, Desinfektion und Entwesung. Edition Leipzig, Leipzig 1968.)

Resistenzstufe	Prüfkeim	Ziel der Abtötung
I	Staphylokokken	Desinfektion, Pasteurisierung, Konservierung
II	(Milzbrandsporen) Hoffmann-Sporen	Desinfektion, Konservierung
III	mesophile native Erdsporen (Sporenerde)	medizinische und pharmazeutische Sterilisation, Konservensterilisation
IV	thermophile native Erdsporen (Sporenerde)	Sterilisation von Komposterde

Die höchste Resistenzstufe IV ist durch die sehr seltenen höchstresistenten thermophilen Erdsporen charakterisiert, die jedoch, wie bereits erwähnt, wegen ihrer fehlenden Pathogenität für den medizinischen Bereich ohne Bedeutung sind.

Eine sichere Entkeimung wird mit den für die jeweilige Dampftemperatur angegebenen Abtötungszeiten nur erreicht, wenn *vier Bedingungen* erfüllt sind:

1. Es muß *gesättigter* Dampf vorliegen.
2. Im Dampfraum muß *luftfreier* Dampf vorhanden sein.
3. Die experimentell zu ermittelnde Ausgleichzeit ist der Abtötungszeit zuzuschlagen und die Summe als *Sterilisierzeit* in Anwendung zu bringen.
4. Die Mikroorganismen müssen der Dampfeinwirkung „ungeschützt" ausgesetzt sein, das heißt, die angegebenen Abtötungszeiten reichen nicht für Materialien aus, bei denen die Mikroorganismen mit Fett, Eiweiß, Schleim usw. umhüllt sind. In diesem Falle müßten die Zeiten verlängert werden.

Der wesentlichste Punkt ist die *Vermeidung* von *Luftinseln*. Die Notwendigkeit, mit luftfreiem Dampfraum zu arbeiten, d. h. während der Anheiz- und Steigezeit das Dampfablaßventil offen zu lassen, wurde zunächst bei der Sterilisation von Oberflächen ermittelt. Hier wirkt der Dampf nicht nur als Wärmeüberträger, sondern er hat in Form seines Kondensats weitere Funktionen: Dieses benetzt das Material gleichmäßig, wirkt seinerseits als relativ guter Wärmeleiter und fördert durch die bei der Kondensation des Dampfes erfolgende Volumenkontraktion die Durchdringung porösen Materials. Dampf und Kondensat zusammen wirken unmittelbar bakterizid. Es ist leicht einzusehen, daß das Vorhandensein von Luft diese Funktion stören muß. Ein Restluftgehalt von maximal 3 % wird als unbedenklich angesehen [18].

Zeiten

Nach der DIN 58946 [37] sind für den zeitlichen Ablauf der Dampfsterilisation folgende Zeitphasen bzw. Zeitbegriffe zu unterscheiden:

Chargenzeit ist die Zeitspanne für den vollständigen Ablauf der Sterilisation vom Beginn des Einbringens der Sterilliercharge bis zum Ende der Entnahme aus dem Sterilisator. Sie umfaßt im einzelnen folgende Zeitphasen:

1. **Anheizzeit** vom Beginn der Wärmezufuhr bis zu dem Zeitpunkt, zu dem mit der Dampfsterilisation begonnen werden kann. Wird bei einem Sterilisator der Dampf in der Sterilisierkammer erzeugt, dann rechnet die Anheizzeit vom Beginn der Wärmezufuhr bis zum Erreichen einer Temperatur von 100°C am Strömungsthermometer.

2. **Entlüftungszeit:** *Entlüftungszeit* ist die Zeitspanne, in der die Luft bis zum Beginn der Steigezeit aus der Sterilisierkammer entfernt wird.

3. **Steigezeit** von der Beendigung der Entlüftungszeit bis zum Erreichen der Betriebstemperatur an der Meßstelle des Thermometers.

4. **Sterilisierzeit** setzt sich zusammen aus Ausgleichzeit, Abtötungszeit und Sicherheitszuschlag.
   a) *Ausgleichszeit* als die Zeitspanne zwischen dem Erreichen der Betriebstemperatur an der Meßstelle des Thermometers und dem Erreichen der Sterilisiertemperatur an allen Stellen des Sterilisiergutes.
   b) *Abtötungszeit* als Zeitspanne, in der bei der jeweiligen Sterilisiertemperatur alle Keime abgetötet werden.
   c) *Sicherheitszuschlag,* der zur Kompensation einer erhöhten Resistenz der abzutötenden Keime und in der Praxis auftretender Schwankungen der Ausgleichszeit erforderlich ist.

5. **Druckentlastungszeit,** in der der Dampfdruck in der Sterilisierkammer nach Beendigung der Sterilisierzeit bis auf atmosphärischen Druck absinkt.

6. **Trocknungszeit,** die zum Trocknen des Sterilisiergutes in der Sterilisierkammer benötigt wird und vom Ende der Druckentlastungszeit an gerechnet wird.

Abb. 24. Idealisiertes Meßband einer Dampfsterilisation unter gleichzeitiger Markierung der einzelnen Phasen der Betriebszeit. (Nach PRZYBOROWSKI und WÜRFEL, Leitfaden für die Sterilisationspraxis. Johann Ambrosius Barth, Leipzig 1966.)

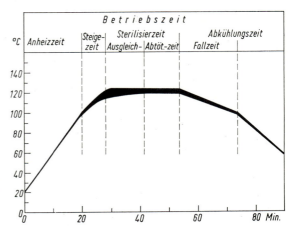

7. **Rückkühlzeit** bedeutet beim Sterilisieren von Lösungen die Zeitspanne vom Ende der Sterilisierzeit bis zu dem Zeitpunkt, an dem das Sterilisiergut auf 80°C abgekühlt ist.

8. **Belüftungszeit** für die Belüftung der Sterilisierkammer (bei Nachvakuum), die sich vom Ende der Trocknungszeit bis zum atmosphärischem Druckausgleich erstreckt.

Abbildung 24 gibt ein idealisiertes Meßband einer Dampfsterilisation wieder mit den wichtigsten Phasen innerhalb der gesamten Betriebszeit, die mit Rücksicht auf Verfahren der Durchlauf-Sterilisation nach DIN 58947 [37] richtiger als *Chargenzeit* bezeichnet wird.

In der Kurve sind nicht enthalten die Entlüftungszeit und Druckentlastungszeit. In der Abkühlungszeit sind die neuen Begriffe ,,Trocknungszeit" (Rückkühlzeit) und ,,Belüftungszeit" enthalten.

Temperaturen

Das ,,DAB7" gibt zwei Dampfsterilisationsverfahren (a1 und a2) an, bei welchen in beiden Fällen *gespannter und gesättigter* Wasserdampf Vorbedingung ist. Die Temperatur-, Zeit- und Druckwerte sind folgende:

Verfahren a1: *121–124° C, entsprechend 1,1–1,3 atü durch 12 Minuten.*
Verfahren a2: *134–136° C, entsprechend 2,0–2,1 atü durch 6 Minuten.*

Die angegebenen Zeiten umfassen *Abtötungszeit und* einen *Sicherheitszuschlag von* 50%. Demnach betragen bei a1 Abtötungszeit und Sicherheitszuschlag 8 + 4 = 12 Minuten, bei Verfahren a2 4 + 2 = 6 Minuten. Im DAB wird ausdrücklich darauf hingewiesen, daß zu diesen beiden Zeiten noch die *Ausgleichszeit* zu addieren ist, um zur *Sterilisierzeit* zu gelangen.

Im ,,DAB7*" ist außerdem noch die Forderung nach *Luftfreiheit* des Dampfes enthalten. Luft ist im Vergleich zum gesättigten Dampf ein schlechter Wärmeüberträger, weshalb die wesentlichsten konstruktiven Neuerungen beim Autoklavenbau vorwiegend auf die Luftentfernung ausgerichtet sind.

Abbildung 25 bringt in einem Diagramm den Temperaturverlauf in Abhängigkeit von dem Grad der Luftentfernung zum Ausdruck.

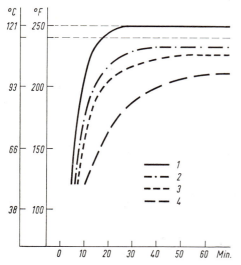

Abb. 25. Temperaturverlauf bei der Dampfsterilisation in Abhängigkeit von dem Grad der Luftentfernung aus der Sterilisierkammer.
Kurve *1:* bei vollständiger Luftentfernung
Kurve *2:* bei 50%iger Luftentfernung
Kurve *3:* bei 33%iger Luftentfernung
Kurve *4:* bei vollständig erhaltener Luftmenge.
(Nach Przyborowski und Würfel, Leitfaden für die Sterilisationspraxis. Johann Ambrosius Barth, Leipzig 1966.)

---

* DAB 7 – DDR 68

Vorteile und Nachteile

Als *Vorteile* – zum Teil im Vergleich zur Heißluftsterilisation – sind anzuführen:
1. Der Dampf hat einen hohen Wärmeinhalt.
2. Er gibt seine Wärmeenergie bei konstant bleibender Temperatur ab.
3. Der Dampf verteilt sich rasch und gleichmäßig.
4. Er durchdringt das Material schnell.
5. Er gibt weder Geruchs- noch Geschmacksstoffe an das zu sterilisierende Material.

Als *Nachteile* könnte man anführen, daß der Dampf *nicht* zur Entkeimung von *Fetten*, von *öligen* und anderen *nichtwässerigen* Flüssigkeiten herangezogen werden kann. Voraussetzung für die Anwendbarkeit der Dampfsterilisation ist nämlich die Anwesenheit von Wasser bei verschlossenen Geräten. Auch eignet er sich nicht zur Entkeimung von *pulverförmigen* Materialien.

Für Chirurgen in Klinik und Praxis gilt als Methode der Wahl:
AUTOKLAV MIT 134°C
a) für Klinik: *Großraum-Autoklaven*
b) für Praxis: *Klein-Autoklaven*

Apparate

Den verschiedenen Sterilisationsaufgaben angepaßt, werden auch unterschiedliche Autoklaventypen verwendet. Die *stehenden* Autoklaven werden für Labor- und Apotheken-

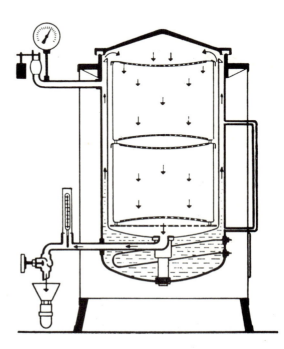

Abb. 26. Schema eines doppelwandigen Laborautoklaven. (Aus: WALLHÄUSER, K. H., H. SCHMIDT: Sterilisation, Desinfektion, Konservierung, Chemotherapie. Geor Thieme Verlag, Stuttgart 1967.)

bedarf, vereinzelt auch für den Operationsbetrieb als sog. *Laborautoklaven* eingesetzt, während für Klinik und Praxis vorwiegend liegende Apparate in Form von *Klein-autoklaven* und *Großraumautoklaven* in Frage kommen.

Laborautoklav (Abb. 26)

Hier werden praktisch nur *stehende* Autoklaven mit *120°C und 1 atü* mit Rücksicht auf empfindliche Chemikalien verwendet. Bei dem in Abbildung 26 gezeigten Modell eines *doppelwandigen* Laborautoklaven steigt der Dampf zwischen Innen- und Außenmantel hoch und erfüllt von oben her den Autoklaven. Zwecks möglichst guter Luftentfernung muß das Auslaßventil nicht nur bis zum Anstieg des dort angebrachten Thermometers auf 100°C, sondern darüber hinaus noch einige Minuten offengehalten werden, um so auch die letzte Luft zu verdrängen. Die Sterilisierzeit ist je nach Art des Füllmaterials verschieden und kann im Labor bei großen Nährbodenbehältern auch 30 Minuten betragen.

Praxisautoklaven (Abb. 27)

Für die ärztliche und zahnärztliche Praxis gibt es verschiedene Typen von *Klein-autoklaven*, die heute vollautomatisch arbeiten (Abb. 27) und vorwiegend für die Instrumentensterilisation eingesetzt werden. Wegen der hier wichtigen Zeiteinsparung sind fast alle Modelle auf *134–136°C* bei 2,4 atü ausgelegt und gewähren somit den *sichersten Sterilisiereffekt* unter allen Sterilisationsverfahren. Die meisten dieser Kleinautoklaven sind wie die großen Klinikautoklaven als *liegende* Apparate konstruiert, was für die Füllung und Unterbringung des Sterilisiergutes große Vorteile hat. Mit derartigen Geräten ist dem Arzt jede Sorge in punkto Sterilität abgenommen.

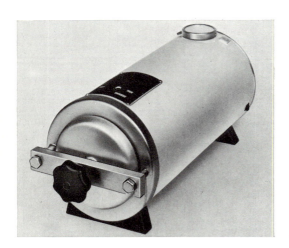

Abb. 27. Kleinautoklav für ärztliche Praxis.

Klinikautoklaven (Abb. 28)

Die für Klinik und Industrie als durchwegs *liegende* Geräte konstruierten Autoklaven sind für sehr unterschiedliche Fassungsvermögen ausgelegt. Im Klinikbereich gibt es Größenbereiche von 70 l bis 2 m³ und mehr, während die Industrie Fassungsvermögen bis zu 7 m³ und mehr verlangt. In der Regel sind auch solche Großraumautoklaven immer

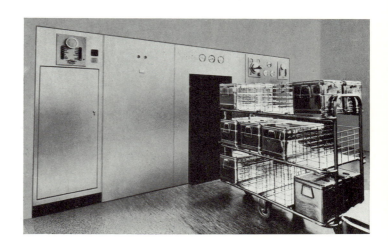

Abb. 28. Großraumklinikauto-
klav bei Beschickung.

noch mit einem kleineren Autoklaven kombiniert, um für kleinere anfallende Mengen von
Sterilisiergut den kostspieligen Betrieb des Großraumautoklaven einsparen zu können.
Alle diese Geräte sind heute vollautomatisch gesteuert und können je nach Eingabe der
verschiedenen Leitkarten auch unterschiedliche Programme ablaufen lassen. Alle diese
Großraumautoklaven sind heute mit einem Vorvakuumsystem ausgestattet, um eine gute
Entfernung der Restluft zu erreichen.

Verfahren zur Luftentfernung

Die verschiedenen Dampfsterilisationsverfahren unterscheiden sich durch die Art der
Luftentfernung vor dem Sterilisieren. Die DIN 58946 [37] gibt folgende Methoden an:

Strömungsverfahren (Gravitationsmethode). Hier wird die spezifisch schwerere Luft durch den Dampf
nach unten über ein Strömungsventil aus der Sterilisierkammer verdrängt.

Dampfführungsverfahren. Der Dampf wird mittels direkten Anschlusses der Sterilisierbehälter an den
Dampfweg durch das Sterilisiergut hindurchgeführt. Man nennt dieses Verfahren auch die zwangs-
gesteuerte Dampfführung.

Vakuumverfahren
a) *Vorvakuumverfahren* ist das einmalige Evakuieren der Sterilisierkammer vor dem Einströmen des
Dampfes.
b) *Hochvakuumverfahren* als ein einmaliges Evakuieren der Sterilisierkammer bis auf einen absoluten
Druck von weniger als 20 Torr vor dem Einströmen des Dampfes.
c) *Vakuum-Diffusionsverfahren*, wobei ein ein- oder mehrmaliger Dampfstoß von dem jeweils anschließenden Evakuieren der Sterilisierkammer gefolgt wird.
d) *Fraktioniertes Vakuumverfahren* (Druckdifferenzverfahren). Hier erfolgt ein mehrfaches, wieder-
holtes Evakuieren der Sterilisierkammer mit dazwischenliegendem Dampfeinströmen unter oder
über Atmosphärendruck.
e) *Dampfinjektionsverfahren*, bei dem während des Evakuierens eine geringe Menge Dampf in die
Sterilisierkammer eingeleitet wird.
   Die Aufzählung der hier geschilderten verschiedenen Luftentfernungsverfahren bringt auch gleichzeitig ihre chronologische Entwicklung zum Ausdruck. In eigenen Untersuchungen konnten wir schon
1955 [39] die Überlegenheit des Vorvakuumverfahrens gegenüber dem Strömungsverfahren bzw. der

gesteuerten Dampfführung nachweisen. In einer späteren Arbeit [40] konnten wir nachweisen, daß bei *horizontaler Trommelpackung* auch bei einfachem Vorvakuum noch Luftinseln entstehen können, die bei konventioneller, das heißt *senkrechter* Packung nicht auftreten. Hier wird, wie unsere Versuche mit Kapillarröhren gezeigt haben, eine sehr schnelle und gleichmäßige Vakuumverteilung selbst bei dichtgepackten Trommeln erreicht. Das heute am meisten verbreitete und wohl auch vollkommenste Verfahren ist das von ADAM [41] entwickelte „fraktionierte Vakuumverfahren", das zweifellos die beste Art der Restluftentfernung darstellt und damit auch die größte Sterilisiersicherheit unabhängig von der Art der Packung und Beschickung der Trommeln gewährleistet.

Schutz des Sterilisiergutes vor der Re-Infektion

Um das Sterilisiergut auch *nach* der Sterilisation vor einer Re-Infektion zu schützen sind verschiedene Verpackungsformen gebräuchlich. Die im angelsächsischen Raum vielfach verwendeten *Stoffhüllen* stellen hinsichtlich ihrer Dampfdurchdringung kein Problem dar. Die bei uns üblichen gelochten Metallbehälter *(Trommeln)* werden in Form von zweierlei Typen verwendet: Trommeln mit *Mantellochung* (ML) = die alte Schimmelbusch-Trommel, und solche mit *Boden-Deckel-Lochung* (BDL). Die Luftverdrängung ist bei diesen Trommeln verzögert, und zwar bei der ML-Trommel mehr als bei der BDL-Trommel. Bei den ML-Trommeln kommt als weiterer Nachteil hinzu, daß hier, und so bei den alten Schimmelbusch-Trommeln, sehr häufig Filter fehlen und lediglich eine verschiebbare, ebenfalls gelochte Metallmanschette ein Eindringen von Keimen vermeiden soll. Hier klafft sehr häufig ein größerer Abstand zwischen Manschette und der Trommel selbst, durch den ohne weiteres Staub und damit auch Bakterien eindringen können. Aus Sicherheitsgründen sollten diese Schimmelbusch-Trommeln aus dem Krankenhaus- und Praxisbereich endgültig verschwinden.

Alle Trommeln müssen natürlich im Bereich der Lochung keimdichte Filter haben. Diese müssen auf ihre Keimdichtigkeit auch geprüft sein. Der Inhalt *geöffnet* gewesener Trommeln ist stets als potentiell reinfiziert anzusehen [17]. Dasselbe gilt auch für die oft vergessenen Trommeln auf dem *Verbandwagen*.

Handschuh-Sterilisation

Nach „DAB 7" wird für die Sterilisation von Gummiwaren die Dampfsterilisation bei einer Temperatur von 121° bis 124°C empfohlen. Die Einwirkungszeit ist für Handschuhe 30 Min. Gummihandschuhe können auch bei *134°C durch 5 Minuten* sterilisiert werden (Abb. 21, S. 63). Die Schädigung soll aber bei 120°C geringer sein. Bei der Sterilitätsprüfung durch Einbringen von Sporenerde in Handschuhe fanden wir und andere Autoren [17] sehr häufig Unsterilität, d. h. Wachstum der Testsporen, die oft schon innerhalb 24 Stunden auswachsen, also kaum geschädigt sind. Die Ursache ist in der Regel eine *viel zu dichte Packung* und die *waagrechte* Stapelung. Besonders ungünstig ist das Zusammenlegen von Handschuhen, weil dadurch die Luft praktisch nicht mehr entweichen kann. Die sicherste Gewähr für eine Sterilität gibt hier die Verwendung eigener *Handschuhtrommeln,* die auch in Spezialmodellen im Handel sind und in denen die Handschuhe so untergebracht sind, daß die Restluft auf jeden Fall entweichen kann. Daß die Handschuhe vor der Sterilisation zur Dichtigkeitsprüfung unter Wasser mit Luft vollgeblasen werden müssen, braucht hier nicht eigens betont zu werden.

In der Regel halten Gummihandschuhe etwa 20 Sterilisationen bei 120°C (1 atü) aus.

Hepatitis und Sterilisation

Der früher sogenannte „*Salvarsan-Ikterus*", der in den beiden Weltkriegen eine große Rolle spielte, war in der Tat eine *Serumhepatitis* (homologer Serumikterus) [17]. ROEMER [42] hat die Serumhepatitis als eine „iatrogene" Infektionskrankheit bezeichnet, die in den Jahren 1958/59 in Italien um 70%, in Belgien um über 100% und in Holland um 52% zugenommen hat. Zur Infektion einer Spritze genügt die Injektion oder Blutentnahme bei einem Menschen, in dessen Blutbahn Hepatitisvirus kreist, entweder nach einer manifesten Hepatitis infectiosa oder ohne daß er klinisch erkrankt war [17]. Durch den sogenannten HOGHESschen *Absetzfehler* [17] kann eine als Infektionsdosis ausreichende Menge Blut übertragen werden.

Der Fehler besteht darin, daß bei der Abnahme der Kanüle von der Spritze durch den entstehenden Sog das in der Kanüle befindliche Blut in die Spritze gelangt. Unter den Rauschgiftsüchtigen, in deren Kreisen offenbar gemeinsame Kanülen und Spritzen üblich sind, ist die infektiöse Hepatitis weit verbreitet [17]. ROEMER [42] verlangt, daß nicht nur Lanzetten, Federn, Nadeln und Spritzen, sondern auch *Blutpipetten* sterilisiert werden. Angesichts der starken Verbreitung der Hepatitis, die bei Ärzten und Zahnärzten etwa das 7- bis 20fache im Sinne einer Berufskrankheit beträgt, hat das Bundesgesundheitsamt [43] „Richtlinien für die Ausführung von Injektionsimpfungen und Blutentnahmen sowie für die Sterilisation des erforderlichen Instrumentariums" erlassen.

Neben der Sterilisation durch Heißluft (180°C 30 Min. bei Umluft) und im Autoklaven (120°C durch 20 Min. oder 134°C durch 5 Min.) wird auch die Notwendigkeit einer Desinfektion und Reinigung der *gebrauchten* Spritzen betont.

Gasbrand und Sterilisation

Jede fünfte Gasbrandinfektion im Frieden muß auf eine artifizielle Keimverschleppung zurückgeführt werden.

PFARSCHNER [44] bezeichnet die anaerobe Infektion als ärztlichen Kunstfehler bei der Lokalanästhesie. Fast alle iatrogenen Gasbrandfälle werden durch Injektionen ausgelöst: JUNGHANNS (1933) – 60 Fälle, KOENEN (1940) – 93 Fälle, darunter 83 Exitus. HÜBNER (1941) berichtet über fünf Fälle nach Novocain-Lokalanästhesie, wobei in dem benutzten Alkohol Gasbrandbazillen nachgewiesen werden konnten. ZEISSLER (u. a.) (1960) berichtet in seinem Buch „Gasödeme", daß ein Chirurg drei tödliche Gasbrandfälle nach Novocaininjektionen ausgelöst hat, wobei die Ursache eine zwei Monate in Gebrauch befindliche *Stöpselflasche* war. Die klinischen Berichte werden durch bakteriologische Untersuchungen bestätigt, bei welchen in Hohlnadeln und in Spritzen, die in 96%igem Alkohol gelegen hatten, Gasbrandbazillen nachgewiesen werden konnten [44]. Auch an *Glasfeilen* sowie an in Desinfektionslösungen aufbewahrten *Pinzetten* sowie an Tupfern für die Hautdesinfektion konnten Gasbrandbazillen gefunden werden.

Diese Berichte beweisen erneut, daß sowohl eine Sterilisation wie Aufbewahrung von Instrumenten in Alkohol unwirksam ist und daß für *alle* Arten von Injektionen, auch bei der Lokalanästhesie, auf jeden Fall nur sichere Sterilisationsverfahren (Heißluft oder Autoklav) angewandt werden dürfen (s. S. 93).

Kontrolle und Prüfung von Autoklaven (s. Prüfung von Sterilisatoren, S. 94)

Ionisierende Strahlen

Die schon seit der Entdeckung der verschiedenen Strahlenarten bekannte schädigende Wirkung ionisierender Strahlen auf Mikroorganismen wurde erst durch die technische Entwicklung der letzten zwei Jahrzehnte zu Sterilisationsmethoden ausgebaut.

Eigenschaften

Ionisierende Strahlen sind energiereiche Strahlen, die in belebte Materie unterschiedlich tief eindringen, dabei Energie an die Materie abgeben und dadurch Elektronen aus der Atomhülle entfernen. Diesen Vorgang der Entfernung von Elektronen bezeichnet man als Ionisation [18].

Einen Überblick über zur Sterilisation benutzte ionisierende Strahlen gibt Tabelle 7.

Tabelle 7. Die zur Sterilisation benutzten ionisierenden Strahlen und ihre Eigenschaften. (Aus: Wallhäuser, K. H., H. Schmidt: Sterilisation, Desinfektion, Konservierung, Chemotherapie. Georg Thieme Verlag, Stuttgart 1967.)

Bezeichnung der Strahlen	Kennzeichnung und Eigenschaften	Erzeugung
A. Korpuskularstrahlen Kathodenstrahlen	schnelle Elektronen	in einer Kathodenröhre durch Beschleuniger verstärkt
Betastrahlen	schnelle Elektronen, geringere Energie im Vergleich zu den Kathodenstrahlen und geringeres Durchdringungsvermögen	durch radioaktive Elemente
B. Elektromagnetische Wellen Röntgenstrahlen (X-rays)	Wellenlängen von 10Å—10⁻⁴Å	durch radioaktive Elemente oder experimentell in einer Röntgenröhre bei Spannungen bis 100 Kilovolt
a) weiche Strahlen	größere Wellenlänge, geringere Eindringtiefe	
b) harte Strahlen	geringere Wellenlänge, größere Eindringtiefe	bei noch höheren Spannungen
Gammastrahlen	entsprechen den harten Röntgenstrahlen	werden von natürlichen und künstlichen Radioisotopen in einer oder zwei Wellenlängen ausgestrahlt. ^{60}Co-Strahlenquelle

Eine Ionisation bewirken Alpha- und Beta-(Korpuskularstrahlen) sowie Gamma- und Röntgenstrahlen (elektromagnetische Strahlen).

Maßeinheit

Als Maßeinheit der Energie der genannten Strahlenarten dient das *Elektronenvolt* (eV; MeV = 10^6 eV).

1 Curie (Ci) als Einheit für die Aktivität radioaktiver Substanzen entspricht der Menge einer Kernart, in der die Zahl der Zerfallsakte in der Sekunde $3,7 \times 10^{10}$ beträgt.

Die Einheit der *Energiedosis* für Wellen- und Korpuskularstrahlen ist das *rad* (radiation absorbed dose). Die Dosis von 1 rad wird übertragen, wenn die von der bestrahlten Substanz absorbierte Energie 100 erg/g Material beträgt.

Anstelle der Energiedosis rad findet auch das *rep* (roentgen equivalent physical) Anwendung, das durch die Energieabgabe von 93 erg/g Gewebe definiert ist. Da das rep aber nur die Energieabgabe, nicht aber die absorbierte Dosis ausdrücken kann, wird in der Strahlenbiologie heute allgemein das rad für die Energiedosis verwendet (SEELENTAG [bei 18]).

1 Megarad *(1 Mrad)* $= 1 \times 10^6$ rad.

Wirkungsweise

Für die Frage des Wirkungsmechanismus ionisierender Strahlen ist der *Angriffspunkt* der Strahlen entscheidend. Der *direkten* Strahlenwirkung liegt die *Treffertheorie*, die später zur *Trefferbereichstheorie* erweitert wurde, zugrunde. Der Ort der Energieabsorption ist somit mit dem Ort der Schädigung identisch. Es kann als gesichert gelten, daß in *Bakterien* diese Trefferbereiche vorhanden sind und daß eine einzige Ionisation ausreicht, um den Mikroorganismus abzutöten. Zur Inaktivierung von *Sporen* sind allerdings mehrere Ionisationen im empfindlichen Volumen notwendig. Die Theorie der *indirekten* Wirkung, bei der eine Ionisation im empfindlichen Volumen nicht Voraussetzung zur Abtötung ist, baut auf bestimmten experimentellen Beobachtungen auf, die darauf hinweisen, daß die radiochemischen Reaktionen des bestrahlten Wassers (WEISS) den Ausgangspunkt der Strahlenwirkung darstellen. Der Ort der Energieabsorption befindet sich somit in einiger Entfernung vom Erfolgsorgan.

Dem *Absterben eines Bakteriums* liegt eine chemische Änderung eines lebenswichtigen Makromoleküls zugrunde. Diese Änderung kommt direkt durch die Ionisation und (oder) indirekt durch die Bestrahlungsprodukte zustande. Dabei werden neben Oxydations- und Reduktionsreaktionen auch Desaminierung, Dekarboxylierung und eine die sekundäre sowie tertiäre Struktur von biologischen Makromolekülen beeinträchtigende Spaltung von Wasserstoffbrücken beobachtet. Im einzelnen dürften die an *Proteinen und Nukleinsäuren* vor sich gehenden Veränderungen eine entscheidende Bedeutung für die biologische Strahlenwirkung besitzen. Neuere Untersuchungen deuten darauf hin, daß die hauptsächliche Schädigung an Nukleinsäuren erfolgt (BUTTLER; HARBERS), da sie in der lebenden Zelle als besonders strahlenempfindlich erkannt worden sind. Ihre Steuerfunktion wird durch die Strahlenwirkung gestört, wodurch wahrscheinlich auch der größte Teil der Bestrahlungsfolgen ausgelöst wird. Wenn auch exakte Aussagen über die Lokalisation und damit auch den Mechanismus der Strahlenwirkung noch nicht möglich sind, so läßt sich doch auf Grund unserer bisherigen Kenntnisse ein wichtiger Unterschied zur Wirkung der Hitzesterilisation erkennen. Während die Anwendung von *Hitze* zur sofortigen Proteindenaturisierung und damit auch zum sofortigen Tod der Mikroorganismen führt, tritt bei der *Strahlensterilisation* der Zelltod nicht unmittelbar ein, sondern einige Zellfunktionen (Atmung) bleiben noch einige Stunden erhalten (BRANDT et al.; HAGEN [bei 18]).

Letaldosis

Die Höhe der anzuwendenden Dosis ist neben der Art der Strahlen von Art und Zahl der Mikroorganismen, von dem physikalischen Zustand des Milieus und seiner chemischen Natur abhängig. Die Strahlendosis, die zur Sterilität führt, liegt bei *10^6 bis 3×10^6 rad*.

Tabelle 8 gibt die von SYKES [10] angegebenen Richtwerte für verschiedene Mikroorganismen in Abhängigkeit unterschiedlicher Strahlenquellen wieder.

Tabelle 8. (Aus: Wallhäuser, K. H., H. Schmidt: Sterilisation, Desinfektion, Konservierung, Chemotherapie. Georg Thieme Verlag, Stuttgart 1967.)

Organismus	Letaldosis in Megarad für Kathodenstrahlen eines		Gammastrahlen einer ^{60}Co-Quelle	Röntgenstrahlen einer 3-MeV-Anlage
	Van-de-Graaff-Beschleunigers	Capacitrons		
veg. Apathog.	0,10—025	0,10—0,25	0,15—0,25	0,03—0,50
veg. Pathogen.	0,45—0,55	0,10—0,25	0,15—0,25	0,03—0,50
Bac.-Sporen	0,50—2,10	0,20—0,40	1,50	0,50—2,00
Pilze	0,25—1,15	0,35—0,40	0,20—0,30	0,25—1,00

Für die Abtötung von *Viren* ist im Vergleich zu Bakterien der Einsatz höherer Dosen erforderlich (Tabelle 9).

In Tabelle 9 haben WALLHÄUSER und SCHMIDT [19] die Ergebnisse verschiedener Autoren zusammengestellt.

Tabelle 9. Strahlensterilisation bei Viren. (Aus: Wallhäuser, K. H., H. Schmidt: Sterilisation, Desinfektion, Konservierung, Chemotherapie. Georg Thieme Verlag, Stuttgart 1967.)

Virusart	Letaldosis in Mrad bei Kathodenstrahlen (ß-Strahlen eines Capacitrons)	Gammastrahlen
Vakzinevirus	0,8	2,0—2,5
Polio-Virus	2,5	3,5—4,0
Enzephalitis-Virus		4,0—4,5
Rabies-Virus	0,9	

Aus diesen beiden Tabellen ist ersichtlich, daß besonders die *Bazillensporen* und *Viren* wesentlich höhere Bestrahlungsdosen benötigen.

Sterilisationsanlagen

Die Anwendung ionisierender Strahlen zur Sterilisation beschränkt sich auf den Einsatz von Kathoden- bzw. Beta-Strahlen und von elektromagnetischen Gamma-Strahlen.

Beta-Strahlen

Wenn die Strahlungsenergie nur auf mittlere Schichtdichten bis zu etwa 1,5 g/cm³ einwirken muß, kann man Beta-Strahlen einsetzen. Als Strahlenquellen kommen in Frage:
Radioisotope,
Teilchenbeschleuniger.
An Beschleunigermaschinen stehen zur Verfügung das *Betätron, Capacitron* und in größerem Umfang der *Van-de-Graaff-Generator* mit einer Leistung bis zu 3 MeV.
Dem Nachteil der *geringeren Eindringtiefe* der Beta-Strahlen kann man in gewissem Maße dadurch begegnen, daß das Material *diametral bestrahlt* oder nach *Drehung um 180° noch einmal* an der Strahlenquelle vorbeigeführt wird. Dies hat allerdings zur Voraussetzung, daß bei einmaligem Vorbeitransport an der Strahlenquelle eine Materialtiefe von 55% durchstrahlt wird.

Das geringe Durchdringungsvermögen hat zur Folge, daß dem *Verpackungsmaterial* des Sterilisiergutes besondere Aufmerksamkeit geschenkt werden muß. Während Eisen und Stahl sich nicht eignen, zeichnen sich *Plastesubstanzen, Pappe* und auch *Aluminium* durch eine leichte Durchgängigkeit aus. *Glas* wird leicht gelblich verfärbt.

Vorteile sind die geringere räumliche Ausdehnung der Anlagen und die nicht so aufwendigen Schutzmaßnahmen wie bei Gamma-Strahlen.

Gamma-Strahlen

Die Strahlungsquellen können durch Neutronenbeschuß inaktiver Stoffe im Reaktor hergestellt werden. Vorerst scheint es noch am wirtschaftlichsten zu sein, mit Reaktorprodukten zu arbeiten. Am meisten findet heute ^{60}Co als Strahlenquelle für die Sterilisation Verwendung, das bei einer Halbwertszeit von etwa 5,5 Jahren Gamma-Strahlen von 1,17 MeV und 1,33 MeV liefert. Für die Zukunft dürfte aber das ^{137}Cs trotz einer etwas energieärmeren Strahlung wegen seiner langen Halbwertszeit von **33 Jahren** eine größere Bedeutung erlangen.

Vorteil der Gamma-Strahlen ist die Unabhängigkeit von der Natur des *Verpackungsmaterials*, so daß eine Sterilisation von in *Kisten* verpacktem Material oder von Lebensmitteln in Konservendosen möglich ist. Sie haben also gegenüber den Beta-Strahlen eine größere *Eindringtiefe*.

Nachteile stellen der räumlich größere Aufwand und die erforderlichen größeren Sicherheitsmaßnahmen dar.

Überprüfung der Anlagen (siehe Prüfung von Sterilisatoren, S. 99).

Anwendungsbereiche

Die technisch und ökonomisch sehr aufwendige Strahlensterilisation ist nur dann gerechtfertigt, wenn sie im Vergleich zu den konventionellen Methoden deutliche Vorteile erkennen läßt. Diese *Vorteile* sind:

Sie stellt eine echte *Kaltsterilisation* dar und ist deshalb besonders für thermolabiles Material geeignet.

Sie durchdringt auch die *Verpackung*; so ist zumindest bei Gamma-Strahlen die Art des Verpackungsmaterials ohne Bedeutung.

Das *Fließbandsystem* ist nicht nur ein Vorteil, sondern auch eine Notwendigkeit, um den Einsatz derartiger Anlagen rentabel zu gestalten.

In dem Van-de-Graaff-Beschleuniger in Köln-Bayenthal können stündlich etwa 15 000 Katheter oder bis zu 50 000 Plastikinjektionsspritzen sterilisiert werden.

Maßstab für die Anwendungsgebiete der Strahlensterilisation ist die Möglichkeit, *hitzeempfindliches* Material zu sterilisieren:

Pharmazeutische Produkte

Nach SYKES [10] zeigt die Betastrahlen-Sterilisation folgende Einschränkung:

möglich:	*nicht möglich:*
Benzylpenicillin	Neomycinsulfat
Streptomycin-Sulfat	Polymyxin-Bacitracin-Salbe
Dihydrostreptomycinsulfat	Morphinsulfat p. i.
Polymyxinsulfat	Atropinsulfat p. i.
Zinkbacitracin	Ergometrinsulfat p. i.
Ergometrinmaleat	Progesteron
Atropinsulfat	Mersalyl p. i.
Procainhydrochlorid	Stibophen p. i.
Sulfapyridin	Cyanocobalamin p. i.
Sulfathiazol	Sulfapyridin-Na
Lactose	Sulfathiazol-Na
Ascorbinsäure	Glucose
Paraffinöl	Thiopenton
Talg	Pentobarbiton
	Insulin
	Heparin
	Hyaluronidase

Klinik und Praxis

Hier stehen an der Spitze alle Arten von *Einwegmaterialien* wie

    Katgut

    Verbandstoffe

    Einwegkombination zum Katheterisieren (bestehend aus Spülschale, Handschuhen, Klammer, Katheter aus Plastik sowie Handtuch, Watte und Gefäß für Urinprobe)

    Katheter

    Infusionsgeräte

    Injektionskanülen (Metall mit Plastikkonus)

    Injektionsspritzen.

Bei Versuchen [19] hat sich gezeigt, daß die größte Gefahrenquelle der *Metallkonus* der aufgesteckten Kanüle ist. Diese Schwierigkeiten gelten sowohl für die Beta- wie für die Gamma-Strahlen.

Vorteile ergeben sich auch für die *Transplantationschirurgie* dadurch, daß auch *Gefäß-, Knochen- und Hauttransplantate* mit Strahlen sterilisiert werden können.

Nahrungsmittel

In verschiedenen Bereichen des Auslandes ist für bestimmte Nahrungsmittel die Strahlensterilisation (Radiopasteurisierung) erlaubt.

Chemische Sterilisation

Im Gegensatz zur physikalischen Sterilisation werden bei den chemischen Entkeimungsverfahren bestimmte Chemikalien als sterilisierende Wirkstoffe eingesetzt. Liegt das sterilisierende Agens nicht in flüssiger, sondern in Gasform vor, so bezeichnet man das Verfahren als *Gassterilisation*, die somit lediglich eine bestimmte Anwendungsform der chemischen Sterilisation darstellt (PHILLIPS [bei 18]).

Optimal ist die Hitzesterilisation (Heißluft oder Autoklav).

Die chemischen Sterilisationsverfahren sind *Behelfsmethoden*, die nur dann angewandt werden sollen, wenn Hitze nicht angewandt werden kann, zum Beispiel bei *thermolabilen* Materialien.

Für *Klinik und Praxis* der Chirurgen stellt die *Gassterilisation* das wichtigste und in der Regel auch einzige chemische Entkeimungsverfahren (Abb. 21, S. 63) dar.

Da alle chemischen Entkeimungsverfahren (außer Kochen mit Zusätzen) bei *niedrigen* Temperaturen durchgeführt werden, spricht man auch generell hier von *Kaltsterilisation.*

Gassterilisation mit Äthylenoxydgas (ÄO)

In den Anfängen der ÄO-Sterilisationspraxis benutzte man *flüssiges* ÄO als Zusatz bei der Sterilisation von *Nährböden, Milch* und *Serum* sowie von *Mäusefutter* [19]. Nach Zusatz von 1 vol% gekühltem flüssigem ÄO zu dem zu sterilisierenden Medium und nach einer Verweilzeit von 1 h im Kühlschrank schließt sich eine weitere Einwirkungszeit von 24 h im Brutschrank bei 37°C an. Häufig treten dabei pH-Verschiebungen nach dem alkalischen Bereich auf. Wegen der Gefahren (Toxizität, Explosionsgefahr) wird dieses Verfahren nur noch selten angewandt. Die wiederholt beobachtete Unsterilität von hämolisiertem *Pferdeblut*, das im bakteriologischen Laboratorium zur Herstellung von Spezialnährböden verwendet wird, war für BRIEDIGKEIT und HORN [45] Veranlassung, die Sterilisationsmöglichkeiten von Nährbodenzusätzen in flüssigem ÄO noch einmal zu überprüfen. Aufgrund verschiedener methodischer Modifikationen (Verlängerung der Kühlschrankzeit, Ersatz des Brutschrankaufenthaltes durch eine Evakuierung der Probe im Zeisslertopf) kamen sie zu dem Ergebnis, daß ein wesentlicher Faktor für die keimtötende Wirkung des flüssigen ÄO bei Nährbodenflüssigkeiten doch der Brutschrankaufenthalt sein mußte. Während sie eine *einzeitige* Behandlung zur Entkeimung von *Milch, hämolysiertem Blut* und *Serum*, vorausgesetzt, daß diese nicht massiv infiziert sind, für ausreichend fanden, war für Flüssigkeiten und die Anwendung am Menschen eine *zweizeitige* ÄO-Behandlung erforderlich, die auch nur dann wirksam war, wenn die zu sterilisierende Flüssigkeit das Auskeimen der auch gegen ÄO sehr resistenten Bazillensporen ermöglichte.

In der Gewebebank des Pathologischen Instituts der Humboldt-Universität in Berlin werden die von der Leiche gewonnenen *Knochenspäne* vor der Gefriertrocknung bei Kühlschranktemperatur eine Stunde lang in flüssiges ÄO eingelegt. Nach verbesserter Technik waren 97% und mehr Fälle keimfrei [45].

Abgesehen von der hier beschriebenen Ausnahme, die sich praktisch nur auf Laborflüssigkeiten beschränkt, ist die *ÄO-Sterilisation* immer eine *Gassterilisation*.

Anforderungen bei der Gassterilisation

An ein Gas für Sterilisationszwecke sind Anforderungen zu stellen, die allerdings von den heute bekannten Verfahren nicht alle erfüllt werden:
Sichere keimtötende Wirkung
Kurze, noch tragbare Einwirkungszeit
Indifferenz gegen Metalle und sonstige Materialien
Gutes Diffusionsvermögen
Gute Entfernungsmöglichkeit durch Luftwäsche
Ungiftigkeit
Fehlen von Brennbarkeit und Explosivität
Einfache Handhabung und Lagerung.

Wirkungsmechanismus

Nach FRÄNKEL-CONRAT [46] werden Äthylenoxyd und freie Carboxylgruppen, NH_2, SH- und OH-Gruppen von Fermenten angelagert, wodurch diese *blockiert* werden.

Bemerkenswert ist die Bedeutung des *Wassers* für die Wirkung des ÄO, da bei völliger Trockenheit das Gas keine bakterizide Wirkung entfaltet. KAYE und PHILLIPS [18] nehmen an, daß entweder ÄO nur bei Anwesenheit von Feuchtigkeit in die Zelle diffundiert werden kann oder daß der natürliche Feuchtigkeitsgehalt als Voraussetzung für die Reaktion mit den freien funktionellen Proteingruppen anzusehen ist.

Durch eine Vielzahl von Untersuchungen konnte die abtötende Wirkung des ÄO auf *Bakterien, Pilze, Viren* und *Sporen* nachgewiesen werden. Die Resistenz der Sporen ist gegenüber ÄO nicht erheblich größer als die Widerstandsfähigkeit vegetativer Keimformen. Die Sporen von obligaten Anaerobiern weisen eine geringere Resistenz als die Sporen der Gattung „Bazillus" auf. Die Resistenz von aus Erdproben isolierten Pilzen ist größer als die der Sporen. Da ÄO nicht auf den Angriff der am leichtesten verwundbaren und infolge der Umbildung der Proteinstrukturen bei den Sporen geschützten SH-Gruppen der Proteine angewiesen ist, sondern auch andere Proteinendgruppen angreift, erklärt sich seine sporozide Wirkung (PHILLIPS [bei 18]).

Die von verschiedenen Autoren genannten Voraussetzungen zur Inaktivierung von *Viren* gehen aus der Tabelle 10 hervor [19].

Tabelle 10. Die Inaktivierung von Viren durch ÄO. (Aus: Wallhäuser, K. H., H. Schmidt: Sterilisation, Desinfektion, Konservierung, Chemotherapie. Georg Thieme Verlag, Stuttgart 1967.)

Virusart	Virusträger	Bedingungen zur Inaktivierung					Autoren
		ÄO	Konz. mg/l	Zeit	Temp. in °C	Druck	
Columbia-Mäuse enzephalo-myel.	physiol. NaCl-Lsg.	Carboxide	?	8 h	18–20	Vakuum	Klarenbeck u. van Tongeren J. Hyg. 52 (1954), 525
Vakzine	physiol. NaCl-Lsg.	Carboxide		8 h	18–20	Vakuum	
Bakteriophagen	physiol. NaCl-Lsg.	Äto Äto	1000–1200	45 min	45	5–6 atü	Lammers u. Gewalt Z. Hyg. Infekt-Kr. 144 (1958) 350
Influenza	Organsuspension	Äto	1000–1200	45 min	45	5–6 atü	
Herpes	Organsuspension	Äto	1200	45 min	45	5–6 atü	
Enzephalomyokarditis	Organsuspension	Äto	1200	45 min	45	5–6 atü	
Theiler-Viren	Organsuspension	Äto	1200	45 min	45	5–6 atü	
MKS	Gewebssuspension	?	540	4 h	20	Normaldruck	Fellowes Ann. N.Y. Acad. Sci. 85 (1960), 595

Äthylenoxydgas-Gemische in der Sterilisationspraxis

Die Möglichkeit, bei Zumischung inerter Gase dem ÄO die Explosionsgefahr zu nehmen, hat dazu geführt, daß für die Sterilisationspraxis verschiedene Gasgemische angeboten werden. Mit dem Gas, das seinen Siedepunkt bei $10,7\,°C$ hat, entstehen bei Luftzutritt *explosive* Mischungen im Bereich von 3 bis 80% ÄO, was einem Gehalt von 55 g bzw. 1470 g ÄO in einem Kubikmeter Luft entspricht. Auch reines gasförmiges ÄO zerfällt bei genügender Erwärmung explosionsartig. Zur Erzielung größerer Sicherheit arbeitet man heute fast ausschließlich mit ÄO-CO_2-Mischungen. Die im Handel erhältlichen Gasgemische zeigt Tabelle 11.

Tabelle 11. Handelsübliche ÄO-CO_2-Mischungen. (Aus: Wallhäuser, K. H., H. Schmidt: Sterilisation, Desinfektion, Konservierung, Chemotherapie. Georg Thieme Verlag, Stuttgart 1967.)

Handels-name	Mischungsverhältnis		Hersteller	Sterilisa-tionsdruck
	% ÄO	% Inertgas		
T-Gas	90	10 CO_2	DEGESCH, Frankfurt am Main	<40 Torr
Etox	90	10 CO_2	London Fumigation	<40 Torr
Oxyfume	20	80 CO_2	Union Carbide USA	Normaldruck
Äto	12—15	88—85 CO_2	Sterivit Mainz	3—6 atü
Cry-Oxide	11	44,5 CCl_2F_2 + 44,5 CCl_3F	American Sterilizer Erie, Pennsylv.	0,35—1,2 atü
Cartox	10	90 CO_2	DEGESCH, Frankfurt am Main	0—1,9 atü
Carboxide	10	90 CO_2	Union Carbide USA New York 17, N.Y.	

Die in der Tabelle 11 aufgeführten ersten drei Gasgemische (T-Gas, Etox und Oxyfume) gelten als *explosiv* und können nur in entsprechend abgesicherten Anlagen verwendet werden. Die übrigen Gase (Äto, Cry-Oxide, Cartox und Carboxide) gelten als „nicht brennbar".

Obwohl für ÄO-Gasgemische mit einem ÄO-Gehalt unter 15% angegeben wird, daß sie nicht mehr brennbar seien, so sollten doch auch hier entsprechende Sicherheitsmaßnahmen eingehalten werden.

Problematik der ÄO-Gas-Sterilisation

Bei der Gassterilisation sind verschiedene Bedingungen bzw. Eigenschaften des ÄO zu berücksichtigen:

1. Das ÄO ist *explosiv* und erfordert deshalb große Vorsicht bzw. entsprechend gesicherte Anlagen. Aus Sicherheitsgründen wird empfohlen, die Stahlflaschen in einem abgesonderten „Stahlflaschenabzug" mit Absaugvorrichtung direkt *nach außen* und mit explosionsgesicherter Elektroinstallation unterzubringen.
2. Nicht alle *Materialien* vertragen das äußerst reaktionsfähige ÄO-Gas. So muß zum Beispiel das Zusammentreffen mit polymerisationsfördernden Stoffen und Kupferarmaturen vermieden werden.
3. Die Entfernung der *Gasrestbestände* im Sterilisierungsgut wirft wegen des guten Diffusionsvermögens von ÄO ein besonderes Problem auf. Wenn auch im allgemeinen das Gas nicht am Sterilisiergut haftet, so gibt es doch Materialien, in denen es sich *löst* bzw. an denen das Gas *adsorbiert* wird. *Kunststoffe, Leder, Gummi* und einige *organische Flüssigkeiten* geben deshalb das Gas schwerer ab, so daß *Nachwirkungen* im Bereich des Möglichen liegen. Die meisten Verfahren benützen deshalb heute für die Entfernung des ÄO nach der Sterilisation ein *Vakuum* mit anschließendem Einströmen von bakterienfreier Luft.
4. Die Durchdringung von Kunststoffen ist ein wesentlicher *Vorteil* der ÄO-Sterilisation. Dadurch kann das Sterilisiergut bereits *vor* der Sterilisation bakteriendicht eingeschweißt und auch *danach* beliebig lange gegen Re-Infektionen geschützt gelagert werden. Voraussetzung ist natürlich, daß man ÄO-*durchlässige* Folien verwendet, wie z. B. *Hochdruck- und Niederdruckpolyäthylenfolien.* Um die Sterilhaltung bei der Lagerung zu gewährleisten, sollten die Folien eine Mindestdicke von 75 μm oder besser eine doppelte Verpackung mit einer Dicke von jeweils 30 bis 40 μm aufweisen. Auch darf das Folienmaterial keine Fabrikationsfehler aufweisen.
Weichmacherfreies Polyvinylchlorid (PVC), Kautschukhydrochlorid, lackiertes Zellulosehydrat, Polycarbonat, Polyesterfolie und *Polyvinylidenchlorid* setzen dem eindringenden ÄO einen sehr großen Widerstand entgegen, so daß eine Verpackung in diesen Folienmaterialien für die ÄO-Sterilisation nicht möglich ist.
Den wesentlichen *Vorteil* stellt also die *Sterilisation und Lagerung von in Folien verpacktem Material* dar.

5. Die *Toxizität* erfordert gewisse Vorsicht beim Umgang mit ÄO. Die maximal erlaubte Arbeitsplatzkonzentration (MAK) beträgt 100 ppm (= parts per mill.). Die Inhalation hoher Dosen wird jedoch durch die als Schutzmechanismus wirkende Schleimhautreizung in Form von Husten und Erbrechen verhindert und somit sind wohl in der Praxis größere Schäden durch das starke Protoplasmagift ÄO ausgeschlossen. Deshalb und aus Gründen der Explosionssicherheit soll auch die Evakuierung der Kammer nach außen ins Freie erfolgen. Eine kumulative Wirkung dürfte nicht zu befürchten sein, da chronische Vergiftungen bis heute nicht bekannt geworden sind [18]. Am gefährlichsten ist eine 50%ige Lösung, die zu Verbrennungen führen kann.

Da ÄO von *Gummi, Leder* und verschiedenen *Kunststoffen* sehr stark aufgenommen wird (1 Gramm Gummi nimmt aus flüssigem ÄO 0,6 Gramm ÄO auf), ist bei der Sterilisation von *Gummihandschuhen* und *Tennisschuhen*, die oft auch als Klinikschuhe verwendet werden, besondere Vorsicht geboten. Sie dürfen auf *keinen Fall unmittelbar nach der Sterilisation getragen werden*. Aus gleichem Material bestehende Geräte (Katheter etc.) sollten nach *frühestens 48 Stunden* Lagerung am Patienten verwendet werden, da es auch hier zu Reizungen kommen kann. Bei der Sterilisation von flüssigen Bakteriennährböden in Kunststofftaschen („Folienreihentasche" nach KANZ) halten wir eine mindestens zweiwöchige Lagerung vor Gebrauch für erforderlich, da sonst eine Hemmung des Bakterienwachstums vorliegt.

6. Die Sterilisations*zeit* ist *abhängig* von ÄO-*Konzentration, Temperatur, Feuchtigkeit* und *Druck*. Alle diese Faktoren sind bei den handelsüblichen Gassterilisatoren berücksichtigt und in entsprechender Weise aufeinander abgestimmt.

Sterilisationsverfahren

Im wesentlichen gibt es hier prinzipiell drei verschiedene Möglichkeiten (Abb. 21, S. 63):

Vakuumverfahren

Mit den explosiven T-Gas und Etox (Tab. 11) wird unter Vakuum bei Zimmertemperatur sterilisiert, wobei in sechs Stunden eine Sterilisation erreicht werden kann. Zweckmäßig läßt man solche Sterilisatoren aber *über Nacht* laufen (Einwirkungszeit 16 Stunden), da diese Geräte nach der Beschickung keiner weiteren Wartung bedürfen. Bevor der Behälter geöffnet wird, muß mehrfach mit CO_2 gespült werden [19].

Sterilisation bei Normaldruck oder leichtem Überdruck

Verschiedene Firmen (Tab. 11) haben auch Möglichkeiten ausgearbeitet, die eine Sterilisation mit ÄO-Gas bei Normaldruck bzw. leichtem Überdruck ermöglichen [18, 19]. LIEBERMEISTER [47] empfiehlt die Kombination eines hohen Vorvakuums mit der Einwirkung von Wasserdampf niedriger Temperatur und der Einwirkung von ÄO-Gas bei Normaldruck oder Überdruck von nicht mehr als 2,5 atü. Damit wird nicht nur eine rasche und gleichmäßige Aufwärmung des gesamten Sterilisiergutes erreicht, sondern durch die Kondensation des Wasserdampfes gleichzeitig eine relative Luftfeuchte von 100% erzielt. Alle eingelegten Sporenproben waren in *65 Minuten* (bei 65°C *ohne* Überdruck) steril. Der Vorteil dieser Methode ist, daß infolge der relativ niedrigen Druckwerte *Dampfsterilisationsanlagen* mit Hilfe einer Zusatzeinrichtung auch zur Sterilisation mit ÄO verwendbar sind.

Überdruckverfahren

Nach den von LAMMERS und GEWALT [48] angegebenen Prinzipien wurde das *Sterivitverfahren* (Fa. Sterivit, Mainz) entwickelt, wobei der ganze Sterilisationsvorgang vollautomatisch abläuft. Bei einer Temperatur von 30° bis 65°C und einer optimalen relativen

Feuchte von 70 bis 80% konnte bei einem Überdruck von 5 bis 6 atü eine starke Herabsetzung der Sterilisationszeit erzielt werden. Die Sterilisationszeit liegt in der Regel zwischen 30 und 90 Minuten, hängt aber im einzelnen von dem zu sterilisierenden Material ab.

Tabelle 12 gibt die von verschiedenen Autoren ermittelten Sterilisierzeiten beim Sterivitverfahren wieder [19].

Tabelle 12. Die Sterilisationszeiten mit dem Sterivitverfahren. (Aus: Wallhäuser, K. H., H. Schmidt: Sterilisation, Desinfektion, Konservierung, Chemotherapie. Georg Thieme Verlag, Stuttgart 1967.)

Sterilisier-gut	Infektions-keim	Sterilisationsbedingungen				Autor
		ÄO mg/l	Temp. °C	Druck atü	Zeit min	
Kanülen	Erdsporen	1000	60	5	12	Gewalt u.
	Staph. aureus	1000	69	5	10	Fischer
	E. coli	1000	60	5	9	Münch.
	Proteus vul-					med. Wschr.
	garis	1000	60	5	5	101 (1959),
	Str. pyogenes	1000	60	5	8	563
	Enterococcus	1000	60	5	6	
Bücher	Mycobact. tub.	600	55	3	<120	
	Erdsporen	600	55	3	<120	
Rohcatgut Nr. 0	Aufwuchsflora	1200	50	6	30	Heicken u. Bellinger
Rohcatgut Stärke 3	Aufwuchsflora	1200	50	6	60	Zbl. Bakt. 179 (1960),
Rohcatgut Stärke 6	Aufwuchsflora	1200	50	6	120	113
Rohcatgut in 1 cm langen Stücken	Aufwuchsflora	1200	55	5,5	30	Gysel, J.: Dissertation Zürich 1963
Katheter und Instrumente	Erdsporen	1200	55	5,5	50—80	Gasteyer: Med. Klin. 59 (1964), 1580
Herzlungen-maschine, Plastik-katheter und Schläuche	Bact. prodig. Cl. acetobuty-ricum	1200 1200	55 55	5,5 5,5	60—90 60—90	Finster-busch: Wien. klin. Wschr. 76 (1964), 255

Je nach Umfang des Sterilisiergutes (Herz-Lungen-Maschinen bis Plastikkatheter) werden auch Apparate verschiedener Größe zwischen 50 und 300 l geliefert. Eine breite Anwendung findet dieses Verfahren in der Urologie (Abb. 29).

Anwendungsbereiche

Nachdem die Strahlensterilisation auf wenige Großanlagen beschränkt ist und deshalb vorwiegend für *Einwegmaterial* verwendet wird, verbleibt als einzige Möglichkeit für Praxis und Klinik die *ÄO-Gas-Sterilisation.*

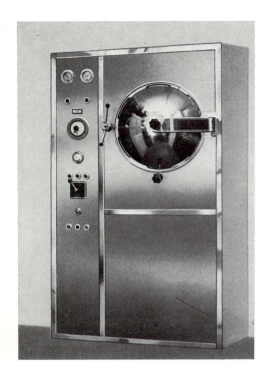

Abb. 29. Sterivitanlage für ÄO-Gassterilisation.

Medizin und Pharmazie

Kunststoffe und empfindliche Geräte

Die verbreitete Anwendung von Kunststoffprodukten in der Medizintechnik *(Katheter, Schläuche, Infusionsgeräte, Ampullen)* sowie *thermolabile* Geräte und Optiken aus der *urologischen, ophthalmologischen* und *zahnärztlichen* Praxis bilden bereits ein breites Spektrum von Materialien für die ÄO-Sterilisation. Desgleichen werden auch *Herz-Lungen-Maschinen* sowie empfindliche Teile aus *Beatmungsgeräten* (Respiratoren, auch Inkubatoren) auf diesem Wege schonend und sicher sterilisiert. Auch *Katgut* (Tab. 12) wird mittels ÄO sterilisiert.

Von thermolabilen *Medikamenten* können auch *Antibiotika* sterilisiert werden. Streptomycin erleidet allerdings eine 30- bis 40%ige Verminderung der Wirksamkeit. Auch Pudergrundlagen (Talkum, Bolus alba) können mittels ÄO sterilisiert werden.

Nahrungsmittel

Für die Sterilisation von Lebens- und Genußmitteln (Zucker, Kakaopulver, Gewürze, Milchpulver, Trockeneipulver) ist zu berücksichtigen, daß einige Vitamine des B-Komplexes sowie einige essentielle Aminosäuren dabei angegriffen werden [19].

Kontroll- und Prüfmethoden

(Siehe Prüfung von Sterilisatoren, S. 98)

Gassterilisation mit einem Gemisch aus ÄO und Methylbromid

WASCHKOW und PRISTSCHEP [49] haben erfolgreiche Sterilisationsversuche mit einem Gemisch (,,OB") von Äthylenoxyd- und Methylbromiddämpfen (1,5:1) durchgeführt. Bei einer Temperatur von 40°C und 80 bis 90% relativer Feuchtigkeit kann bei ausgelasteten Apparaten eine Sterilität in sechs Stunden erreicht werden.

Der *Vorteil* ist, daß das ,,OB-Gemisch" nicht explosiv ist und die Sterilisation bei atmosphärischem Druck vorgenommen werden kann. Auf diese Weise sterilisierte Plaste zeigten im Tierversuch keine toxische Wirkung. Ein weiterer Vorteil ist, daß das Gas alle geprüften Verpackungsmaterialien, wie *Papier, Pergament, Polyäthylen, Cellophan* und *Nessel*, durchdringt.

Es wird empfohlen für die Sterilisation verschiedener Materialien, die für innerliche Prothesen (Aorta, Gallengänge) verwendet werden, wie verschiedene Kunststoffe (Kapron, Polyamidharz, Polymethylmetacrylat, Nieder- und Hoehdruckpolyäthylene sowie für Polypropylen und andere, aber auch für Gummi). Neben verschiedenen Metallegierungen wurde auch Naht- und Verbandmaterial aus synthetischen Fasern untersucht.

Neben der Prüfung der mechanischen Festigkeit von Kunststoffen mittels der spezifischen Kernschlagzähigkeit wurden auch die Fristen für die *Entgasung* der sterilisierten Plaste untersucht. Dabei ergab sich, daß aus *Polyäthylen* und *Polyvinyl* das ÄO sich binnen 24 Stunden verflüchtigt, während es bei *Kapron* und *Kaprolon* 90 Stunden dauerte. Bei Polyamidharz 68 sowie bei Polymethylmetacrylat und Polystyrol dauerte es bei Zimmertemperatur sogar 114 Stunden.

Das Methylbromid als der andere Teil des Gasgemisches wird von Kunststoffen nicht so stabil festgehalten wie ÄO und verflüchtigt sich innerhalb von 18 bis 22 Stunden.

Andere chemische Kaltsterilisationsmöglichkeiten (Abb. 21, S. 63)

Neben der ÄO-Gas-Sterilisation, die für Klinik und Praxis die nahezu ausschließliche Form der Kaltsterilisation darstellt, werden in neuerer Zeit vermehrte Anstrengungen unternommen, auch andere Möglichkeiten der chemischen Kaltsterilisation ausfindig zu machen.

Beta-Propiolakton (BPL)

Der schwedische Chemiker JOHANNSON hat 1915 erstmals das BPL als einen inneren Ester (Lakton) der Beta-Hydroxypropionsäure synthetisiert [18]. Über die keimtötende Wirkung dieser Substanz werden seit über 15 Jahren intensive Untersuchungen angestellt.

Eigenschaften

BPL ist eine farblose Flüssigkeit, die bei 155°C siedet, einen spezifischen süßlich-aromatischen Geruch hat und mit Wasser bis 37 vol% mischbar ist.

Die *Vorteile* sind, daß es nicht explosiv ist, Metalle und andere Materialien nicht angreift und durch Belüftung leicht aus dem Sterilisiergut entfernt werden kann. Das Durchdringungsvermögen ist allerdings im Vergleich zum ÄO bedeutend schlechter.

Nachteile sind nur die *toxischen* Eigenschaften (siehe Toxizität).

Wirkungsmechanismus

Über den Mechanismus der keimtötenden Wirkung des BPL sind noch keine bindenden Aussagen möglich. Vermutlich liegt der primäre Angriffspunkt an der Zelloberfläche, deren Permeabilität gestört wird [18]. Die keimtötende Wirkung ist etwa 4000mal höher als beim ÄO [17, 19] und ist auch dem Formaldehyd deutlich überlegen.

Toxizität

Der wesentliche *Nachteil* des BPL sind seine toxischen Eigenschaften. Es reizt besonders die Augenbindehäute, führt bei Einatmung von Dämpfen (Vorsicht beim Pipettieren!) zu Kopfschmerz, Schweißausbruch, Schmerzen im Epigastrium und zur Tachykardie. Flüssiges BPL wirkt auf der Haut ätzend. Die Tatsache, daß BPL karzinogen wirken kann, wird insofern etwas abgeschwächt, als den unter praktischen Bedingungen entstehenden Abbauprodukten eine kanzerogene Eigenschaft nicht zukommt (KARLSON und WEED [bei 18]).

Für das Arbeiten mit BPL sind also ganz bestimmte Sicherheitsmaßnahmen erforderlich. Vor allen Dingen ist das Pipettieren mit dem Mund zu unterlassen. Eine Entgiftung von verschüttetem oder auf die Haut gelangtem BPL ist mit Natriumthiosulfat-Lösung oder mit Wasser möglich. Gegen die Gasform schützt man sich am besten durch Gasmasken oder durch Arbeiten unter Abzügen.

Anwendungsformen

Das BPL kann für die Entkeimung sowohl in *flüssiger* Form wie auch in der *Gasphase* verwendet werden. Die wirksamere Form ist die flüssige Phase, wobei 1,5 g Sporenerde durch eine 3,4%ige Lösung bei Zimmertemperatur in 24 Stunden sterilisiert wurden [17]. Ein *Vorteil* ist wiederum, daß es in Verdünnungen rasch zu unwirksamen und *atoxischen* Verbindungen hydrolysiert.

Anwendungsmöglichkeiten

Ursprünglich wurde das BPL für die *Inaktivierung* des *Hepatitis-Virus* in *Blut und Plasma* angewandt. Während eine 0,3%ige Konzentration im Plasma noch nicht ausreichte, konnte durch Zusatz von 0,35% BPL in Kombination mit *UV-Bestrahlung* eine völlige Virusinaktivierung erreicht werden. In dieser Konzentration kommt es auch nicht zur Beeinträchtigung der physiologischen Eigenschaften der Plasmakomponenten. Fibrinogen wird erst in Konzentrationen über 0,45% zerstört. Da bisher keine allergischen Reaktionen beobachtet wurden, kommt es offenbar auch nicht zur Bildung antigenwirkender Komplexe mit den Serumproteinen. Bei Erythrozytenkonserven kann die Hämolyse (0,25% BPL zu Vollblut) durch Zugabe von Tris-hydroxymethyl-aminomethan (Tris) verhindert werden [18].

Für die *Chirurgie* und *Orthopädie* können auch zur *Transplantation* vorgesehene *Gefäße* und *Knochen* sterilisiert werden. Die Sterilisation ist denkbar einfach. Nach Einlegen in eine 1%ige BPL-Lösung mit Natrium-Hydrogenkarbonatlösungszusatz und einer zweistündigen Einwirkungszeit bei 37°C sowie nach anschließendem Abspülen mit einer Phosphatpufferlösung sind die Gewebe verwendungsfähig. Auch für *Instrumente* ist diese Methode anwendbar. Auch für die Inaktivierung von *Impfstoffen* sowie für die Sterilisation von *Arzneimitteln* und bakteriologischen *Nährböden* ist flüssiges BPL möglich.

Mit *gasförmigem* BPL wurden von ALLEN und MURPHY [18] *Mikroskope, Ophthalmoskope* und *Instrumente* für augenärztliche Operationen sterilisiert.

Glutaraldehyd

In der englischen [1] und amerikanischen Literatur [5] wird *aktiviertes Glutaraldehyd* (2%ige wässerige Lösung + 0,3% $NaHCo_3$) für all die Materialien, die eine Gassterilisation nicht vertragen und bei denen auch eine Autoklavierung nicht möglich ist, als eine brauchbare Methode zur Kaltsterilisation beschrieben. Besonders werden hier genannt *Schrittmacher, Plastikprothesen* und *Thermometer* [1].

Auch die verschiedenen Anästhesiegeräte, wie Zystoskope, Endoskope, Absaugekatheter, Sauerstoffmasken und empfindliche optische Geräte mit Linsen können auf diese Weise sterilisiert werden [5].

Die Lösung ist nicht flüchtig, hat auch keine Reizwirkung wie Formalin, wirkt aber schnellen bakterizid und sporozid als dieses.

Eine weitere Wirkungsverstärkung ist noch durch Zugabe von 70%igem Isopropanol möglich.

In einer vor kurzem erschienenen Arbeit hat BOTZENHART [50] die sporozide Wirkung eines Handelspräparates mit 2% Glutaraldehyd als aktivem Bestandteil (Alhydex, s. S. 54), vergleichend mit einer 5%igen wässerigen Formalinlösung, einer 15%igen wässerigen Formalinlösung und einer 3%igen alkoholischen Formalinlösung geprüft. Bei Verwendung von *Sporenerde* mit defibriniertem Hammelblut vermischt, konnte er eine völlige Abtötung aller Keime nur mittels einer 15%iger Formalinlösung innerhalb von 14 und 24 Stunden Einwirkungszeit erreichen. Die Prüfbedingungen waren hier zwar sehr streng (an Aluminium- und Messingschrauben angetrocknete, mit Blut vermischte Sporenerde), entsprechen aber doch in etwa den Prüfbedingungen für physikalische Sterilisationsgeräte. Die bedenkliche Tatsache, daß der Autor in fünf von zehn Prüffällen noch Clostridium tetani nach dem durchgeführten Sterilisationsversuch züchten konnte, wird dadurch gemildert, daß in der Praxis derartig massive und durch die Blutverkrustung erschwerte Bedingungen wohl kaum vorliegen dürften. Immerhin zeigt diese Untersuchung, daß auf jeden Fall eine gute mechanische Vorreinigung ein wesentlicher Faktor ist und daß außerdem zu dieser Form der chemischen Kaltsterilisation nur dann gegriffen werden soll, wenn tatsächlich keine bessere Methode (Hitze- oder ÄO-Sterilisation) möglich ist. Für die Prüfung von Sterilisatoren gilt allerdings auch, daß die Prüfbedingungen nicht allzu praxisfremd, d. h. unnötig experimentell erschwert sein sollen.

Peressigsäure (PES) (s. S. 54)

Pseudo-Kaltsterilisation

Außer den bisher genannten Möglichkeiten sind keine Verfahren bekannt, mit denen mit Sicherheit vor allen Dingen unter den Bedingungen von Klinik und Praxis eine Sterilität erreicht werden könnte. Die verschiedenen Empfehlungen, die darüber hinaus für die Kaltsterilisation gemacht wurden, müssen deshalb zumindest für den Anwendungsbereich in Klinik und Praxis als ,,Pseudo-Kaltsterilisation'' bezeichnet werden.

Quats

Die *quartären Ammoniumverbindungen* (Quats) stellen nicht nur für die Sterilisation, sondern bereits schon für die Desinfektion unsichere Verbindungen dar. Nach neueren Untersuchungen von HORN [17] sind sie zwar gut wirksam gegen Staphylokokken, wirken aber nicht ausreichend gegen gramnegative Keime (E. coli, Ps. pyocyanea und Proteus). 1957 wurde über fünf Todesfälle durch Pseudomonas nach Verwendung einer *Herz-Lungen-Maschine* berichtet, die mit quartären Ammoniumverbindungen behandelt worden war [17].

Alkohol

Wie bereits im Abschnitt ,,Gasbrand und Sterilisation'' (S. 79) berichtet wurde, sind fast alle Fälle der in letzter Zeit berüchtigten Gasbrandinfektionen nach Lokalanästhesie entstanden, und zwar vorwiegend durch in Alkohol aufbewahrte bzw. sterilisierte Instrumente.

Nach STUTZ [17] muß *die Verwendung von Alkohol zur Entkeimung von Instrumenten, Spritzen und Kanülen heute als unzureichend beurteilt werden*. Das gleiche gilt auch für die *Aufbewahrung* von rite-sterilisierten Spritzen, Nadeln und Instrumenten in Alkohol, auch wenn er keimfrei filtriert ist. Diese Geräte sollen trocken bis zum Gebrauch aufbewahrt werden in Behältnissen, die sie vor einer Re-Infektion schützen.

Auch *Alkohol mit Formalinzusatz* ist weder für die Spritzensterilisation noch für die Aufbewahrung steriler Spritzen geeignet. Der Alkohol wirkt hier lediglich als Verdünnungsmittel. Eine 5%ige wässerige Formaldehydlösung hat die gleiche sporozide Wirkung wie eine alkoholische. Außerdem können durch Alkoholreste in Spritzen Infiltrate und Nekrosen verursacht werden [17, 38].

Kontrolle und Prüfung von Sterilisatoren

Heißluft- und Dampfsterilisatoren

Nach DAB 7 sind Geräte zur Heißluft- und Dampfsterilisation mindestens alle zwei Jahre und nach jeder größeren Reparatur zu überprüfen.

Die in den Abschnitten „Hepatitis" sowie „Gasbrand und Infektion" (S. 79) erwähnten Komplikationen durch mangelnde Sterilität von Spritzen, Instrumenten usw. geben Veranlassung, auf eine *regelmäßige Kontrolle* der in Gebrauch befindlichen Sterilisiergeräte zu dringen. Größere Geräte sollen bereits auf dem *Prüfstand* sowie erneut nach Aufstellung am Gebrauchsort (Abnahmeprüfung) und dann mindestens alle zwei Jahre (DAB 7), besser sogar jährlich, und vor allen Dingen nach jeder größeren Reparatur überprüft werden. BOTZENHART hat in einer neueren Übersicht [51] aufgezeigt, daß von den in den Jahren 1960 bis 1966 am Göttinger Hygiene-Institut untersuchten 423 Sporenproben, die für die Prüfung von Heißluftsterilisatoren und Autoklaven verwendet worden waren, *23 Prozent* unsteril waren. Er erwähnt auch die Untersuchungen von BÖSENBERG, der bei 71 Geräten *37mal* Unsterilität fand. Während die amtliche Prüfung in Krankenanstalten dem Amtsarzt obliegt, können die *praktizierenden Ärzte* die Prüfung nach eigenem Ermessen vornehmen, d. h. eine Verpflichtung dazu liegt lediglich in der allgemeinen Sorgfaltspflicht begründet.

Zur eigenen Sicherung gegen eventuelle Regreßansprüche ist unbedingt die Führung von *Protokollbüchern* anzustreben, in denen die Ergebnisse aller bakteriologischen Kontrollen eingetragen werden und jederzeit dem Amtsarzt vorgelegt werden können. Es ist wichtig, für jedes Gerät ein eigenes Protokollbuch anzulegen.

Methoden zur Prüfung

Die gebräuchlichsten Prüfmethoden sind:
    Maximalthermometer
    Thermoelemente (Fülltemperatur, Zeitschreiber)
    Thermochrome als Farbindikatoren
    Sporenerde.

Maximalthermometer

Maximalthermometer sind nur *bedingt* verwendbar, da sie lediglich den höchsten erreichten Temperaturgrad anzeigen, nicht aber die Zeit, über die diese eingewirkt hat. Außerdem müssen Maximalthermometer vorher geeicht werden, d. h. ihr Meßfehler vorher ermittelt und im Protokoll festgehalten werden. Sie haben den Vorteil, daß sie zusammen mit der biologischen Probe (Sporenerde) an die jeweilige Prüfstelle im Sterilisiergut verpackt werden können. In der Regel korrespondieren auch die Werte mit dem bakteriologischen Ergebnis. Man muß allerdings darauf achten, daß beim Einpacken der Maximalthermometer zwischen die Operationswäsche nicht Kanäle entstehen, durch die der Dampf an die Quecksilberkugel des Thermometers ungehindert vordringen kann. Bei Heißluftsterilisatoren besteht diese Gefahr nicht.

Thermoelemente

Die ideale Prüfung von Hitzesterilisatoren (Heißluft- und Dampfsterilisator) erfolgt mit Hilfe eines Temperatur-Zeit-Mehrfachschreibers (Abb. 19, S. 59). Dadurch, daß mehrere (bis zu zwölf) Thermoelemente auf die verschiedenen Stellen des Sterilisiergutes verteilt werden können, läßt sich nicht nur die Temperatur selbst, sondern auch deren Zeiteinwirkung in diesen verschiedenen Prüfstellen über die gesamte Chargenzeit verfolgen und durch den Schreiber auch dokumentieren. Die Temperatur-Zeit-Kurve dient, ins Protokollbuch eingeklebt, als wesentlicher Beweis für die Funktion des Gerätes zur Zeit der Prüfung. In der Regel wird diese Messung bereits auf dem Prüfstand und nach Installation am Gebrauchsort im Rahmen der Abnahmeprüfung durchgeführt. Da eine jährliche oder auch nur alle zwei Jahre durchzuführende Wiederholungsprüfung einen zu großen Personal- und Materialaufwand bedeuten würde, beschränkt man sich hierbei in der Regel nur auf eine biologische Prüfung mittels Sporenerde. Die Durchführung der Prüfung wird erleichtert, wenn die Hersteller der Sterilisierapparate (besonders Autoklaven) bereits am Gerät eine Stopfbuchse anbringen, durch die die Thermoelemente in die Sterilisierkammer geführt werden können. Andernfalls müssen die Drähte durch die Tür eingeführt werden, wobei leicht eine Beschädigung der Dichtung die Folge sein kann.

Thermochrome (Farbindikatoren)

Thermochrome sind chemische Farbindikatoren, die für die Prüfung von Sterilisatoren Verwendung finden. Es handelt sich dabei um Verbindungen (meist komplexe Salze verschiedener Metalle wie Kupfer, Kobalt, Nickel, Chrom, Molybdän, Uran oder Blei), die bei einer bestimmten Temperatur bzw. innerhalb eines Temperaturbereiches in eine andere Farbe umschlagen. Sie werden in der Regel als *Farbstifte*, mit denen man die Verpackung des Sterilisiergutes beschriftet, meistens aber als *Klebestreifen*, aber auch als imprägnierte *Papierstreifen* oder *Kärtchen* angewandt. Seltener werden flüssige Indikatoren (Browne's tubes) verwendet.

Nicht zu empfehlen sind die früher verwendeten Schmelzpunktindikatoren und Kolorstifte, da sie nur die Temperatur, nicht aber die Zeit der Temperatureinwirkung berücksichtigen. Praktisch kommen nur solche Indikatoren in Frage, die *Temperatur und Zeit* berücksichtigen insofern, als der Farbumschlag erst eintritt, wenn die erforderliche Temperatur über die notwendige Zeit eingewirkt hat.

Heißluft-Sterilisatoren

Indikatorpapiere sind hier weniger geeignet. Am besten sind hier die in Glasröhren gefüllten flüssigen Indikatoren wie Browne's tubes. An sich sollen Heißluftsterilisatoren recht oft mittels Sporenerde, also biologisch, geprüft werden.

Autoklaven

STRUPPE [52] hat die heute gebräuchlichsten Farbindikatoren überprüft und kommt zum Schluß, daß diese unter bestimmten Bedingungen für die laufende Kontrolle durchaus geeignet sind. Die biologische Prüfung mittels Sporenerde bei Inbetriebnahme, nach

Reparaturen und bei der jährlichen Überprüfung können sie allerdings nicht ersetzen. Sie bleiben wegen der noch zu besprechenden Problematik eine *orientierende* Prüfmethode. Im einzelnen wird empfohlen:

Für 134°C: Hierfür eignen sich am besten „*Hi-Speed*“-Kärtchen, die in den vorgeschriebenen Haltern (Blechrahmen) in der Mitte der Wäschetrommel in verschiedenen Schichttiefen einzulegen sind. Zur ersten Orientierung, ob erfolgreich autoklaviert wurde, und zur Vermeidung von Verwechslungen mit unsterilem Material sollte ein Streifen *Klebeband 1222* parallel zum Trommelverschluß aufgebracht werden. Der Farbumschlag zeigt entsprechend den von der Firma mitgelieferten *Mustern* an, ob die erforderliche Zeit genügend lang eingewirkt hat. (Einzelheiten darüber siehe „Problematik“.)

Außerdem sollte im Abstand von 2 bis 3 Wochen mittels Maximalthermometern oder mittels Schmelzpulvern geprüft werden, ob im Sterilisator die Temperatur von 134°C tatsächlich erreicht wurde.

Für 121°C: Hierfür haben sich die Indikatoren „*Steam Clox*“ und „*Timecards*“ sehr gut bewährt.

Bei der Sterilisation von *Lösungen* sind die chemischen Indikatoren als Kontrollsystem *ungeeignet*.

Problematik der Farbindikatoren

Wie bereits erwähnt, sind Farbindikatoren nur für eine orientierende Prüfung geeignet, da die Absterbekurve der Bakterien nicht mit der Kurve des Farbumschlages der Indikatoren übereinstimmt. Außerdem haften den verschiedenen Indikatoren auch unterschiedliche Vorteile und Nachteile an.

„*Hi-Speed*“ hat den *Vorteil*, daß die Umschlagszeit für die vorgesehene Temperatur genügend lang ist und somit als zuverlässig gelten kann.

„*High Temp*“ hat den *Nachteil*, daß es einerseits zu rasch (1 Minute 20 Sekunden bei 134°C) umschlägt, während mindestens 2 Minuten erforderlich sind. Weiter kann der Farbwechsel nur von Rot-Grün-Tüchtigen richtig beurteilt werden. Farbsinngestörte Personen – bei Männern etwa 8% – sind dazu nicht in der Lage.

Ein *Nachteil* für beide Indikatoren ist deren Empfindlichkeit gegenüber Wasser, wobei wenige Tropfen genügen, um die Umschlagszeit deutlich zu verkürzen. Man prüfe daher immer, ob sich das Kärtchen naß anfühlt, denn der beigegebene Halter schützt es nur unvollständig vor übermäßiger Befeuchtung. Eine Übersterilisation wird durch beide Fabrikate auch nicht angezeigt.

„*Klebeband 1222*“. Es hat den Vorteil der Wasserunempfindlichkeit, so daß Farbänderungen auf nassen Streifen nicht eher eintreten als im Regelfall. Außerdem gewährt es die bereits erwähnte Kontrolle, ob die Trommel und das Wäschebündel nachträglich geöffnet wurden.

Als *Nachteil* muß angeführt werden, daß die *Beurteilung* hinsichtlich der Intensität der Verfärbung bei verschiedenen Personen nicht einheitlich ist, da es sich hier nicht um einen eindeutigen Farbumschlag handelt, sondern die Verfärbung nur allmählich von ursprünglich weiß über gelb in ein immer dunkler werdendes Braun bis zu schwarzbraun verläuft. Es muß deshalb unbedingt gefordert werden, daß die Herstellerfirmen entsprechende *Muster* über die gültige Intensität des Farbumschlags beilegen.

Um einen guten *Überblick* über die einwandfreie Funktion eines Autoklaven zu erhalten, müssen mindestens fünf Streifen pro Trommel verwendet werden [52].

Bei eigenen Untersuchungen [40] konnten wir mit Hilfe von Klebebändern die Bildung von *Luftinseln* in Wäschetrommeln bei horizontal gepackter Wäsche deutlich zum Ausdruck bringen.

Lieferfirmen:

,,Hi-Speed": Proppe GmbH, 7455 Jungingen, Postfach 34
,,High Temp": Aseptic-Thermo Indicator Company, 11471 Vanowen-Street, North Hollywood, California 91 609
,,Autoclave Sterilisationsklebeband 1222": Minnesota Mining and Manufacturing Company mbH, 4 Düsseldorf, Immermannstraße 40, Postfach 5629
,,Steam Clox": Aseptic-Thermo Indicator Company, Los Angeles 16, California, USA
,,Timecards": Proppe GmbH, 7455 Jungingen, Postfach 34
,,Browne's Tubes": A. Browne LTD., Chancery-Street, Leicester, England

Sporenerde

Die biologische Prüfung mit Sporenerde muß, wie schon erwähnt, bei Inbetriebnahme, nach Reparaturen und außerdem jährlich (nach DAB 7 mindestens alle 2 Jahre) durchgeführt werden. Um eine einheitliche und damit vergleichbare Prüfung von Sterilisatoren zu ermöglichen hat der im April 1967 begründete Fachnormenausschuß Medizin im Deutschen Normenausschuß einen Entwurf in der DIN 58947 [54] veröffentlicht, der allen, die sich mit der Prüfung von Sterilisatoren befassen, Gelegenheit geben sollte, etwaige Stellungnahmen bzw. Vorschläge dem Ausschuß zuzuleiten. In dem Entwurf werden die Gewinnung der Sporenerde, ihr Verwendungszweck und ihre Aufbereitung sowie ihre Vorbereitung in Form des *Sporenerde-Päckchens* festgelegt. Die hier ebenfalls vorgeschlagene Bindung der Erde durch *Traganth* nach ADAM wird von uns schon seit Jahren mit Erfolg praktiziert. Auch die Bestimmung der Dampfresistenz, um eben zu einem einheitlichen biologischen Ausgangsmaterial zu kommen, sowie die Verarbeitung der Sporenerdeproben im Laboratorium ist darin festgelegt.

Anordnung der Proben in der Sterilisierkammer

Um ein aussagekräftiges Prüfungsergebnis zu erhalten ist es notwendig, in genügender Zahl und an die verschiedenen Stellen im Sterilisiergut verteilt die Proben (Maximalthermometer, Thermochrome, Sporenerde, eventuell auch Thermoelemente) anzubringen. Es ist wichtig, daß dabei die für den Dampfzutritt ungünstigen Stellen besonders berücksichtigt werden. Wir halten es für notwendig, für große Trommeln ($60 \times 30 \times 30$ cm) mindestens fünf Sporenerdeproben unterzubringen, die am zweckmäßigsten diagonal angeordnet (zwei Ecken oben, zwei Ecken unten) erfassen, wobei die fünfte Probe in ein aufrechtstehendes Gefäß, z. B. Porzellanbecher, gelegt wird, um auch hier die völlige Luftentfernung zu überprüfen. Wir packen regelmäßig mit den Sporenproben an dieselbe Stelle auch Farbindikatoren und ein Maximalthermometer bei, weil arbeitsmäßig hier keine weitere Belastung entsteht, aber eine zusätzliche Aussage für das Ergebnis beinhaltet ist.

Bei Prüfung mit Thermoelementen wird man ähnlich verfahren, wobei aber ein Element in den freien Raum der Sterilisierkammer gebracht werden soll, wodurch am besten die Ausgleichzeit (Hinkezeit) zu erfassen ist.

Es wird immer zweckmäßig sein, bei einer derartigen Prüfung eine *Lageskizze* zu erstellen [39], weil nur dadurch eine Aussage in den frühestens nach zehn Tagen Bebrütung möglichen Befundbericht aufgenommen werden kann.

Minutenprotokoll

Es lohnt sich immer bei Untersuchungen am Prüfstand und vor Inbetriebnahme, möglichst auch bei der jährlichen Prüfung, ein Minutenprotokoll [39] anzulegen, das vor allen Dingen dann wertvolle Dienste leistet, wenn eine thermoelektrische Prüfung nicht möglich ist. Auch bei thermoelektrischer Messung lassen sich Ungenauigkeiten an der Thermometer- und Manometeranzeige am besten an Hand eines solchen Minutenprotokolls feststellen.

Alle bisher besprochenen Prüfmethoden betreffen die Hitzesterilisation (Heißluft- und Dampfsterilisation).

Äthylenoxydgas-Sterilisation

Aufgrund der ganz andersartigen Verhältnisse können für die ÄO-Sterilisation nicht ohne weiteres die bereits besprochenen Testverfahren für Hitzesterilisation übernommen werden. Es gibt aber auch hier chemische und biologische Indikatoren, letztere ebenfalls als Erdsporen oder Kultursporen.

Chemische Indikatoren

Für eine unmittelbare Feststellung der ÄO-Konzentration im Sterilisator dient bei Gemischen aus ÄO mit Kohlendioxyd der augenblickliche Druck des Gasgemisches, den man am Manometer ablesen kann. Durch Berechnung oder aus Tabellen kann die entsprechende ÄO-Konzentration festgestellt werden.

Es gibt aber auch chemische Indikatoren, die durch Farbumschlag den ausreichenden Zeit-/Temperatur-/Konzentrations-Faktor anzeigen. Daneben gibt es aber auch die Möglichkeit, mittels Indikatorpapierstreifen Gasaustritte aus undichten Apparaten festzustellen [55].

Prüfung des Sterilisationserfolges

Indikatorsäckchen, die eine geeignete Absorptionslösung enthalten, werden zwischen das Sterilisationsgut eingelegt und zeigen durch *Farbumschlag* an, ob der erforderliche Koeffizient ÄO-Konzentration mal Expositionszeit erreicht wurde. Der Vorteil ist auch hier wieder, daß man das Ergebnis *sofort* ablesen kann und nicht erst die Bebrütung der Proben abwarten muß. Trotzdem soll auch hier immer gleichzeitig eine biologische Prüfung erfolgen.

Die Säckchen enthalten wässeriges Magnesiumchlorid mit Chlorwasserstoffsäure. Das ÄO-Gas wird absorbiert und entwickelt das alkalisierende Äthylenchlorhydrin. Dies wird durch Bromthymolblau (gegen CO_2 unempfindlich) angezeigt. Der Farbumschlag erfolgt somit von Gelb zu Violett. Die Lösung ist in *Polyäthylensäckchen* eingeschweißt und wird von der Firma Boots, Nottingham/England, geliefert.

Prüfung des Gasaustrittes

Durch Aufhängen von *Indikatorpapierstreifen* in der Nähe des Sterilisators können schon innerhalb von 1 bis 2 Minuten ÄO-Konzentrationen von 0,5 mg/l Luft angezeigt werden. Die Streifen bestehen aus Filterpapier, das man vorher mit frischer gesättigter wässeriger Lösung von Natriumthiosulfat mit Phenolphthalein als Indikator befeuchtet hat.

Sporenerde / Kultursporen

Für die biologische Prüfung liegen weder amtliche Vorschriften noch Empfehlungen vor. Es ist jedoch nicht einzusehen, warum zur Feststellung der Sterilität nicht auch aktive Erdsporen verwendet werden sollen.

Sporenerde

KAYSER und LIEBERMEISTER [56] haben Untersuchungen über die unterschiedliche ÄO-Resistenz bestimmter Erdsporen durchgeführt. Dabei zeigte sich, daß wasserlösliche Mineralsalze beim Auskristallisieren um Erdkeime, insbesondere Sporen, Kristalle bilden und so vor der ÄO-Wirkung schützen. Auf diese Weise wird durch äußere, unspezifische Faktoren eine höhere Resistenz erreicht als sie der tatsächlichen Thermoresistenz entsprechen würde. Die Autoren haben nach Entfernung der wasserlöslichen Substanzen aus einer Erdprobe die ÄO-Resistenz senken können.

Wir stellen Sporenerdproben für die ÄO-Sterilisation so her, daß wir eine wässerige Sporenerdesuspension auf Filterpapierstreifen antrocknen lassen und diese in Polyäthylensäckchen einschweißen. Diese Päckchen werden zwischen das Sterilisiergut gelegt und gelangen ungeöffnet ins bakteriologische Laboratorium zwecks Untersuchung.

Kultursporen

SYNEK [55] empfiehlt die Verwendung von Teststreifen aus *Aluminiumfolie*, die mit einer homogenen Suspension von *Bac. globigii-Sporen* infiziert wurden. Pro Kammerfüllung sollen mindestens zehn Teststreifen mit etwa 10^1-Sporen je Streifen verwendet werden.

Die Streifen werden im Laboratorium in Thioglykolatbouillon bei 37°C vier Tage lang bebrütet. Man kann sie auch in 10 ml physiologischer Kochsalzlösung aufschütteln und Anteile zur Keimzahlbestimmung ausimpfen.

Strahlensterilisation

Auch hier gibt es eine chemische und biologische Prüfmöglichkeit.

Chemische Indikatoren

Von der englischen Atomenergiebehörde wurden selbstklebende Etiketten entwickelt, die durch eine Farbveränderung von Gelb zu Rot den Grad der Entkeimung anzeigen [57]. Die Herstellung der präparierten Etiketten steht unter dauernder Kontrolle dieser Behörde. Bezugsquelle für die Bundesrepublik: Zweckform GmbH, 8150 Holzkirchen, Postf. 43

Sporenerde

Hier liegen keine amtlichen Vorschriften oder Empfehlungen vor. Für die Verwendung nativer Erdsporen können hier aber keine Schwierigkeiten bestehen, da die Strahlensterilisation auch Verpackungsmaterial und sogar Konservendosen durchdringt.

Pyrogene

Pyrogene sind chemische Stoffe meist *mikrobieller* Herkunft, die eine sehr hohe Thermoresistenz aufweisen und nach parenteraler Applikation in sehr geringen Konzentrationen Fieber hervorgerufen.

Herkunft

Pyrogene sind vorwiegend *bakterieller* Herkunft. In den letzten Jahren sind aber auch pyrogene Eigenschaften einiger *Virus-* und *Pilzarten* bekannt geworden. Schließlich muß noch auf fiebererzeugende Stoffe aus der *unbelebten Welt* hingewiesen werden, die allerdings eine untergeordnete Bedeutung besitzen.

Bakterielle Pyrogene

Ihre Erforschung steht in engem Zusammenhang mit der Strukturaufklärung der Endotoxine [18]. Die pyrogene Wirkung ist an die Lipopolysaccharide gebunden. Sie bestehen zum größten Teil aus speziesspezifischen Polysacchariden und enthalten auch eine Lipoidkomponente. Die stärksten Pyrogenbildner sind gramnegative Bakterien, insbesondere *Pseudomonas pyocyanea*, aber auch E. coli und die Salmonella-Gruppe. Auch Meningokokken, Lysate von A-Streptokokken und auch Keime der Gattung „Bazillus" zeigen eine pyrogene Wirkung.

Virus-Pyrogene

Das pyrogene Verhalten verschiedener Virusarten im Kaninchentest zeigt nach SIEGERT und Mitarb. [18] Tabelle 13. Alle pyrogenen Viren gehören der *Myxovirusgruppe* an. Das Masernvirus bildet die einzige bisher bekanntgewordene negative Ausnahme. Das Virus-Pyrogen dürfte eine selbständige Eigenschaft der Elementarkörperchen darstellen. Die Fieberwirkung geht nur von den Viruspartikeln aus und kann durch Antikörper neutralisiert werden. Die Wirksamkeit des Viruspyrogens ist aber durchaus mit der Pyrogenität hochgereinigter Bakterienpyrogene vergleichbar.

Tabelle 13. Pyrogenes Verhalten verschiedener Virusarten im Kaninchentest (nach Siegert und Mitarbeitern). (Aus: Schmidt, J., G. Naumann, W. Horsch: Sterilisation, Desinfektion und Etwesung. Edition Leipzig, Leipzig 1968.)

Pyrogene Viren	Apyrogene Viren	Fragliche Wirkung
Influenza A, B und C Parainfluenza 1 und 3 Mumps New Castle Disease	Polio I—III Echo 7, 11, 12 Adeno Typ 2 Masern Vaccinia	Echo Typ 9 Coxsackie A 9

Pyrogene anderer Herkunft

Auch nichtbiologische Stoffe können pyrogen wirksam sein, besitzen aber eine untergeordnete Bedeutung. Sie stammen aus *Gummi-* und *Kunststoffteilen,* mit denen eine Lösung in Berührung gekommen ist. Infusionsflaschenstopfen aus vulkanisiertem Gummi können Zinkverbindungen, die pyrogen wirken, an Infusionslösungen abgeben.

Nachweis

Der Pyrogennachweis ist an den *Tierversuch* gebunden. Er wird an gesunden Kaninchen durchgeführt und erfolgt durch rektale Messung der Körpertemperatur mittels Quecksilberthermometern, Thermoelementen oder Widerstandsthermometern.

Beseitigung der Pyrogene

Die Pyrogenbeseitigung ist auf *physikalischem* und *chemischem* Wege möglich.

Physikalische Methoden

Die Pyrogene können entweder durch Hitze oder auch durch Filtration beseitigt werden.

Hitze: Heißluft von *200° C* für *60 Minuten* für Metall-, Keramik- und Glasgegenstände (Meßkolben, Pipetten, Spritzen, Kanülen).

Autoklav: von *121° bis 124° C* für *120 Minuten* für Aqua bidest.

Filtration: Hier gelten als geeignet *Seitz-Filter* und *Membranfilter,* wobei letztere eine maximale Porenweite von 250 nm haben dürfen. Schwieriger ist die Beseitigung der „freien", teilweise gelösten Pyrogene [19]. Diese können nur mit adsorptiv wirkenden Filtern, wenn nötig in mehreren Filtrationsvorgängen, entfernt werden. Auch hierbei spielen die *Belastungsgrenze* der Filterschichten, die Zusammensetzung (besonders der Proteingehalt) der zu behandelnden Lösung sowie deren Pyrogengehalt eine wesentliche Rolle. Wird die Belastungsgrenze überschritten, so kommt es zu einem Durchbruch der Pyrogene. Größte Sicherheit bietet in jedem Falle die Verwendung einer möglichst großen Filterfläche, und davon sollte man besonders bei Infusionslösungen stets Gebrauch machen.

Glasgeräte können durch längere Einwirkung von *Chromschwefelsäure* von Pyrogenen befreit werden. Heiße konzentrierte Schwefelsäure mit Zusatz von einigen Körnchen Kaliumnitrat vernichtet Pyrogene in *Glasfiltern*.

Ein einstündiges Kochen mit einer 0,1 %igen H_2O_2-Lösung oder alkalischer Permanganatlösung führt zur oxydativen Zerstörung der Pyrogene.

Auch durch Kochen in 0,1 n *HCL* oder in *Hypochloritlösung* können Pyrogene vernichtet werden.

All diesen Methoden haftet der *Nachteil* an, daß die Gefäße nach der Behandlung gründlich mit pyrogenfreiem Wasser *gespült* werden müssen.

Für Herstellungsverfahren für pyrogenfreie *Lösungen* ist eine strikte *Einhaltung aseptischer Kautelen* erforderlich, um die Entstehung von Pyrogenen aus eindringenden Keimen auszuschließen.

Filtration

Die bakterienfreie Filtration ist nach DAB 7 das Sterilisationsverfahren d (Tab. 3, S. 61). Es handelt sich hierbei um eine Abtrennung von festen Teilchen aus ihrem Medium (Flüssigkeit, Luft) mit Hilfe poröser Trennschichten. Dabei muß erwähnt werden, daß mit bakteriendichten Filtern filtrierte Lösungen zwar frei von Bakterien und allen anderen Mikroorganismen mindestens gleicher Größenordnung sind, die *Viren* jedoch die Filterschichten passieren. Demzufolge ist die bakterienfreie Filtration kein sicheres Sterilisationsverfahren und nur unter bestimmten Voraussetzungen anwendbar. Über die Grundlagen der bakterienfreien Filtration und deren Anwendung im medizinisch-pharmazeutischen Bereich ist in den einschlägigen Werken [18, 19] nachzulesen.

Entscheidend sind die *Filterart* und die *Porenweite*.

Wirkungsweise der Filter

Die Wirkungsweise der verschiedenen Filterschichten beruht auf einem Siebvorgang und teilweise auch auf einem Adsorptionsvorgang.

Die *Siebwirkung* steht vor allem bei den *Membranfiltern* und auch bei den *Glasfiltern* im Vordergrund, das heißt also, daß die Filtration fast ausschließlich Folge der Porengröße ist.

Bei Verwendung von *Chamberland-Filtern*, *Berkefeld-Filtern* und insbesondere *Asbestfiltern* tritt zu der Siebwirkung noch (in mehr oder weniger hohem Maße) eine *Adsorptionswirkung* hinzu. Die Partikel können hier teilweise kleiner sein als der Porendurchmesser und werden trotzdem zurückgehalten, so daß unter Einhaltung bestimmter Bedingungen auch eine *Pyrogenentfernung* möglich ist. Die Erklärung liegt in der bei den genannten Filtermedien vorhandenen guten Adsorptionswirkung, die von verschiedenen Faktoren (Teilchengröße, ph-Wert, Grenzflächenladung, grenzflächenaktive Begleitsubstanz, Kontaktzeit, Filtrationsgeschwindigkeit) abhängig ist [18]. So gelang es durch Zusatz von Netzmittel, Bakterien durch Filterschichten hindurchtreten zu lassen, welche sie normalerweise nicht passieren.

Anwendungsbereiche der Filtration

Gase

1. Überdrücken (Abfüllen) von sterilen Flüssigkeiten in sterile Behälter.
2. Abfüllen luftempfindlicher Chemotherapeutika unter „sterilem" Stickstoff (Überlagerung mit Stickstoff).
3. Sterilisation von Narkosegasen.
4. Belüftung (Kühlung) von Hitzesterilisatoren und von Autoklaven.
5. Belüftung von „Sterilräumen" (Operationsräume, sterile Abfüllräume).

Flüssigkeiten

Die Entkeimung von Flüssigkeiten durch Filtration wird besonders bei thermolabilen Lösungen sowie zur Erzielung „*pyrogenfreier Lösungen*" angewandt (siehe Pyrogene). So wird zum Beispiel im medizinischen Bereich *Alkohol filtriert*. Im übrigen nimmt die Filtration einen großen Raum in der pharmazeutischen Produktion ein [19].

Sterilisation der Filtergeräte

Die meisten Filter sind hitzestabil und werden im *Dampf* (Autoklav) sterilisiert. Glasfilter können auch im Heißluftsterilisator bei 180°C sterilisiert werden.

Virusfiltration

Mit Hilfe der Seitz-Filterschichten können infolge ihrer adsorptiven Wirkung unter gewissen Voraussetzungen (wiederholte Filtration) auch Viren abgeschieden werden. So läßt sich Poliomyelitis-Virus (10 bis 15 nm) mit EKS-Schichten und selbst noch mit der K3-Schicht bei einer Flächenbelastung von 100 l pro m² bis zu 99,9% aus Lösungen entfernen. Maul- und Klauenseuche-Viren (MKS, 8 bis 12 nm) passieren dagegen eine Doppelfiltration mit K5- und EKS-Schichten ohne nennenswerten Titerverlust.

Über die Problematik der Virusfiltration und die hier bestehenden Möglichkeiten ist bei WALLHÄUSER und SCHMIDT [19] nachzulesen.

Rechtliche Gesichtspunkte

In bezug auf Mängel in der Antisepsis und Asepsis dürfte sich die Rechtsprechung u. a. auf folgende Gerichtsentscheidungen bzw. Grundsätze berufen [34]:

1. „Es ist die Pflicht eines jeden Arztes, durch äußerste Vorsicht seine Kranken vor jeder Ansteckung und damit verbundenen Gefahren zu bewahren, insbesondere, wenn diese durch Krankheit für die Ansteckung mit einer anderen Krankheit besonders empfindlich sind" (RG Urteil vom 13. 12. 40 – III ZR 46/40 – RGZ 165, 336ff.).

2. „Die Maßnahmen der Asepsis dürfen nicht nur gerade ausreichen, sondern müssen übertriebene Sicherungen bieten" (H. HÜBNER und H. DROST, Ärztliches Haftpflichtrecht 1955).

3. „...Herrscht (unter den Sachverständigen) Streit darüber, welches Maß von Vorsicht nötig sei, um eine Ansteckung zu verhüten, so hat der Arzt im allgemeinen die größere Vorsicht zu beachten, wenn er nicht fahrlässig handeln will." RGU v. 22. 3. 32 – III 283/31, mitgeteilt von ZEILER, Dtsch. Ärzteblatt 1933, S. 30.

4. „Jeder schuldhafte Kunstfehler des Arztes löst seine Schadensersatzpflicht aus, unter Umständen auch Fahrlässigkeit ohne Kunstfehler." BGHZ 8.140. RGZ v. 21. 4. 40, WARNEYER, Rechtsprechung 41, 29.

5. „Die Beweislast für den ursächlichen Zusammenhang eines Arztversehens mit dem eingetretenen Schaden trägt zwar grundsätzlich der Kläger, doch kann eine gerechte Interessenwahrung es gebieten, daß der Arzt sich entlasten muß, wenn der Beweis des ersten Anscheines geführt, insbesondere wenn der Arzt gerade diejenige Gefahr selbst gesetzt hat, die schließlich zu einer Beschädigung des Patienten geführt hat." RGZ v. 21. 4. 40, WARNEYER, Rechtsprechung 41, 29 Anh., Nr. 6; Urt. BGH v. 14. 12. 53, Anh. Nr. 10; RG Urteil v. 17. 5. 43 RGZ 171, 168f.

6. „Es besteht eine Überwachungspflicht des Arztes in bezug auf das Pflegepersonal, ob seine Anordnungen richtig ausgeführt sind." BGH St. 3, 91f. (HÜBNER und DROST: Ärztliches Haftpflichtrecht).

7. „Mängel der ärztlichen Ausbildung, schlechte Vorbilder oder fehlende Erfahrungen können u. U. ärztliche Kunstfehler entschuldigen, aber nicht: Eingriffe ohne eigene Diagnose und ungenügende Überwachung von Hilfskräften." BGH Urteil v. 10. 7. 52, BGH Sts. 3, 91f.

8. „Schließlich kann aber auch der Krankenhausleitung selbst ein vom beklagten Arzt zu vertretendes Verschulden zur Last fallen, weil sie es unter Verletzung der ihr obliegenden allgemeinen Überwachungs-, Kontroll- und Unterweisungspflicht versäumt hat, den Ärzten die notwendigen Anweisungen zu erteilen." Urt. Bundesgerichtshof v. 16. 10. 62 (IV ZR 198/61).

Literaturhinweise

[1] *Williams, R. E. O., R. Blowers, L. P. Garrod, R. A. Shooter:* Hospital infection, 2nd Edition. Lloyd-Luke Ltd., London 1966, p. 78.

[2] *Grün, L.:* Staphylokokken in Klinik und Praxis. Wissenschaftliche Verlagsgesellschaft, Stuttgart 1964, S. 111.

[3] *Blowers, R.:* bei *Grün, L.* [2], S. 120.

[4] *Kanz, E.:* Hospitalismusfibel, 2. Aufl. Kohlhammer-Verlag, Stuttgart 1966.

[5] *Litsky, B. Y.:* Hospital Sanitation. An Administrative Program. Clissold Publishing Co., Chicago 1968.

[6] Infection Control in the Hospital. Amer. Hosp. Ass., Chicago 1968.

[7] *Stokes, E. J.:* Clinical Bacteriology, 3rd Edition. Edward Arnold Ltd., London 1968.

[8] *Kanz, E.:* Die Infektionsverhütung im Operationssaal beginnt auf der Station. Gesundh.-Wes. Desinf. 61 (1969) 177.

[9] *Hart, D., R. W. Postlethwait, J. W. Brown, W. W. Smith, P. A. Johnson:* In: Ann. Surg. 167 (1968) 728–743.

[10] *Sykes, G.:* Disinfection and Sterilization. E. & F. N. Spon Ltd., London (1965).

[11] *Ostertag, H.:* Chirurg 30 (1959) 437.

[12] *Kanz, E., C. Kanz:* Zur Prüfung und Beurteilung „desinfizierender Seifen". Gesundh.-Wes. Desinf. 61 (1969) 10.

[13] *Hailer, E.:* Die Desinfektion. In: *A. Gärtner:* Weyls Handbuch der Hygiene, Bd. VIII, 2. Aufl. Johann Ambrosius Verlag, Leipzig 1922.

[14] Bundesgesundheitsblatt 3 (1969) 43.

[15] *Dtsch. Zentralkomitee zur Bekämpfung der Tbc:* Desinfektionsmaßnahmen bei Tuberkulose (Stand 1964). 89 Augsburg, Schießgrabenstr. 24.

[16] *Heicken, K.:* In: Bundesgesundheitsblatt 6 (1966) 65–72.

[17] *Stutz, L.:* Leitfaden der praktischen Desinfektion und Sterilisation. Ferd. Enke Verlag, Stuttgart 1968, S. 55.

[18] *Schmidt, J., G. Naumann, W. Horsch:* Sterilisation, Desinfektion und Entwesung. Edition Leipzig, Leipzig 1968.

[19] *Wallhäusser, K. H., H. Schmidt:* Sterilisation, Desinfektion, Konservierung, Chemotherapie. Georg Thieme Verlag, Stuttgart 1967.

[20] *Schiek, W., D. Freyss:* In: Das Krankenhaus 9 (1967) 331.

[21] *Dahm, H.:* In: Das Ärztl. Laboratorium 9 (1967) 387.

[22] *Kanz, E.:* Verhandlungsbericht der Dtsch. Ges. f. Urologie, 20. Tagung in Wien 1963 (S. 338).

[23] *Loeschke, A., L. Ballowitz:* In: Mschr. Kinderheilk. 113 (1965) 409.

[24] *Rubbo, S. D., J. F. Gardner, J. C. Franklin:* J. Hyg. 64 (1966) 121.

[25] *Brantner, H.:* In: Das Gas- u. Wasserfach 109 (1968) 25.

[26] *Lawin, P., H. N. Herden, W. Adam:* In: Z. prakt. Anästh. Wiederbeleb. 2 (1967) 321.

[27] *Mortensen, J. D., G. Hill:* Diseases of the Chest 45 (1964) 508.

[28] *Kanz, E.:* Die Rolle von Röntgenabteilungen und fahrbaren Röntgengeräten im Rahmen des Hospitalismus. Gesundh.-Wes. Desinf. 62 (1970) 17–31.

[29] *Dtsch. Ges. f. Hygiene und Mikrobiol.:* Richtlinien für die Prüfung chem. Desinfektionsmittel, 2. Aufl. Gustav Fischer Verlag, Stuttgart 1969.
[30] *Przyborowski, R., H. Mustelski:* In: Z. med. Labortechnik 8 (1967) 162.
[31] *Nultsch, W.:* In: Z. Hyg. 143 (1957) 371.
[32] *Adam, W.:* In: Gesundh.-Wes. Desinf. 9 (1968) 126.
[33] Bedienungsanleitung für das UV-C-Meßgerät STERITEST Art.-Nr. 5180 der Firma ORIGINAL HANAU Quarzlampen GmbH.
[34] *Schmidt, B.:* In: Langenbecks Arch. und Dtsch. Z. Chir. 304 (1963) 47–60.
[35] *Dosch, F.:* In: Wien. klin. Wschr. 70 (1958) 637; Klin. Med. 11 (1956) 521.
[36] *Przyborowski, R., G. Würfel:* Leitfaden für die Sterilisationspraxis. Johann Ambrosius Verlag, Leipzig 1966.
[37] Fachnormenausschuß Medizin im Deutschen Fachnormenausschuß (DNA) DIN 58946 vom Juni 1967.
[38] *Konrich, F., L. Stutz:* Die bakterielle Keimtötung durch Wärme. Ferd. Enke Verlag, Stuttgart 1963.
[39] *Kanz, E.:* In: Chirurg 26 (1955) 110.
[40] *Kanz, E.:* In: Gesundh.-Wes. Desinf. 58 (1966) 7.
[41] *Adam, W.:* In: Medizinalmarkt 5 (1960) 179; Arch. Hyg. 148 (1964) 598.
[42] *Roemer, G. B.:* In: Dtsch. med. Wschr. 86 (1961) 1941; 91 (1966) 2046.
[43] Bundesgesundheitsblatt 12 (1969) 109.
[44] *Pfarschner, W.:* In: Chirurg 11 (1966) 515.
[45] *Briedigkeit, H., H. Horn:* In: Z. ges. Hyg. 8 (1962) 407.
[46] *List, P. H., K. Terlinden:* In: Die pharmazeut. Industrie 30 (1968) 219.
[47] *Liebermeister, K.:* In: Z. Hyg. 149 (1963) 287.
[48] *Lammers, Th., R. Gewalt:* In: Z. Hyg. 144 (1958) 350.
[49] *Waschkow, W. I., A. G. Pristschep:* In: Wiss. Z. d. Humboldt-Univ. Berlin, Math. Reihe 16 (1967) 169.
[50] *Botzenhart, K.:* In: Gesundh.-Wes. Desinf. 5 (1969) 65.
[51] *Botzenhart, K.:* In: D. Ä. 9 (1968) 495.
[52] *Struppe, H. F.:* In: Arch. Hyg. 152 (1968) 360.
[53] *Adam, W.:* In: Gesundh.-Wes. Desinf. 58 (1966) 4.
[54] *Adam, W.:* In: Gesundh.-Wes. Desinf. 59 (1967) 146.
[55] *Synek, J.:* In: Wiss. Z. d. Humboldt-Univ. Berlin, Math. Reihe 16 (1967) 175.
[56] *Kayser, F. H., K. Liebermeister:* In: Z. Hyg. 150 (1964) 222.
[57] Anonym: In: D. Ä. 9 (1969) 588.
[58] *Linde, I., K. Kästli:* In: anästh. prax. 5 (1970) 1–5.

Sachverzeichnis

Abbildungsverzeichnis

Tabellenverzeichnis

Nachtrag

Zu Seite 69: Nach dem Gesetz über Einheiten im Meßwesen vom 2. 7. 69 sind neue Definitionen für Druckeinheiten vorgeschrieben:

atm – für „physikalische Atmosphäre" ⎫ sind mit einer Übergangs-
at – für „technische Atmosphäre" = kp/cm² ⎬ frist bis zum 31. 12. 1977
⎭ zugelassen.

ata – für „absolute Atmosphäre" ⎫ sind ab sofort nicht mehr
atü – für „Atmosphäre-Überdruck" ⎬ zugelassen.

Zugelassen sind als Druckeinheit: **bar**, Pascal (Pa), N/m².

Als Umrechnungsfaktor für atm gilt:
1 atm = 1,013 bar
1 at = 0,981 bar

Praktisch gilt: 1 atm ≈ 1 at ≈ **1 bar**
Entsprechend:
atü = at + Atmosphärendruck

Zu Seite 84, letzte Zeile: Der Ausdruck „Kaltsterilisation" ist allgemein gebräuchlich für Verfahren, bei denen die Temperatur nicht das keimtötende Agens ist. In den Begriffen „Heißluft-" und „Dampfsterilisation" kommt zum Ausdruck, daß das sterilisierende Agens Heißluft oder Dampf ist. Folglich müßte bei der Kaltsterilisation die Sterilisation durch Kälte bewirkt werden. Im physikalischen Sinn gibt es aber keine Kälte. Auch die Gas-Sterilisation mit Äthylenoxyd rangiert unter „Kaltsterilisation", da die hier angewandten Temperaturen von 50–60° C nicht das sterilisierende Agens sind. Sogenannte *Kaltsterilisationsverfahren* sind also immer *chemische Sterilisationsverfahren*.

Zu Seite 93: **Quats:** Quartäre Amoniumsalze sind auch gegenüber Sporen unwirksam.
Alkohol: Auch Alkohol fehlt die sporozide Wirkung und damit die Voraussetzung für ein chemisches Sterilisiermittel. Alkohol ist somit ein Konservierungsmittel für Sporen (Gasbrandinfektion).

Berichtigung

Zu Seite 32, 4. Zeile: Nach Ansicht anderer Autoren wird die wirksamste Wellenlänge (2540 Å) am stärksten von den Nukleinsäuren adsorbiert.

Zu Seite 79, 8. Zeile: Hughesscher Absetzfehler.